AROMA CANDLE & DIFFUSER

精油蠟燭與擴香座的手作時光

金秀玹 著

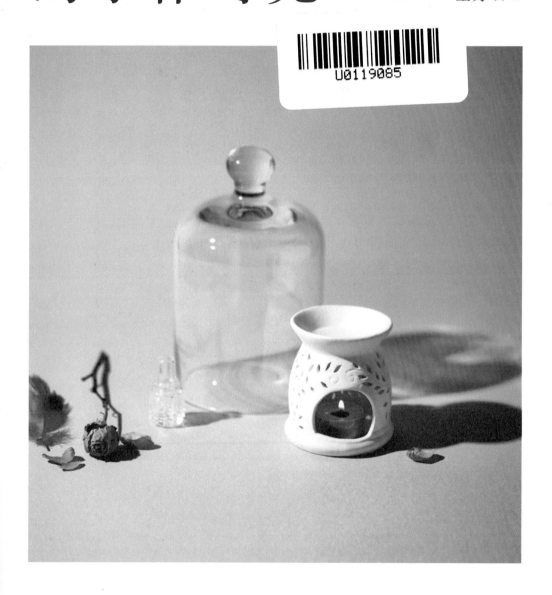

U0119085

悅知文化

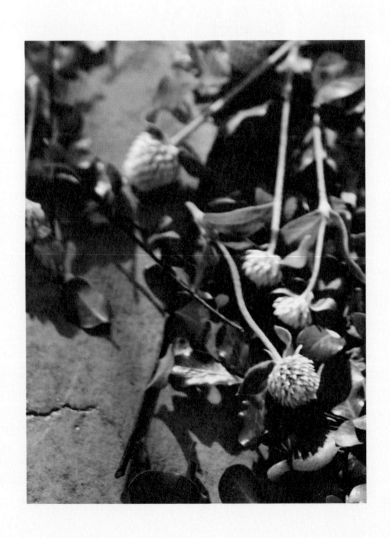

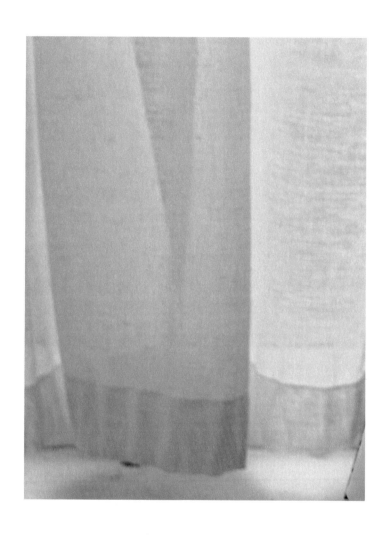

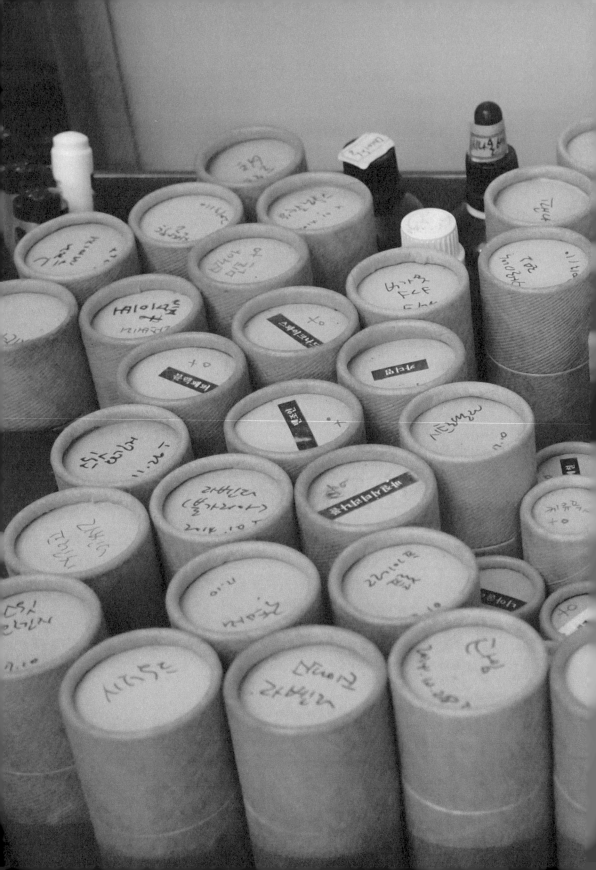

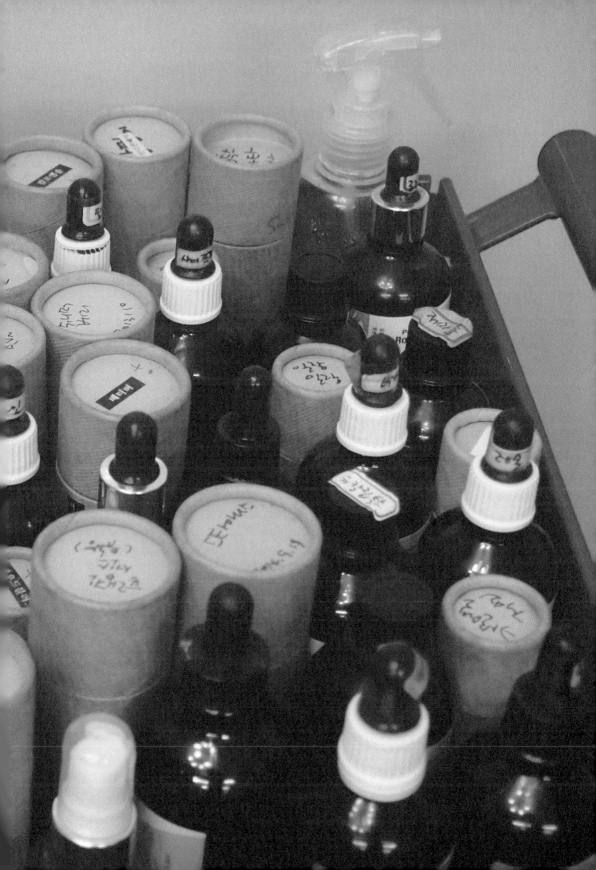

精油蠟燭 & 擴香座

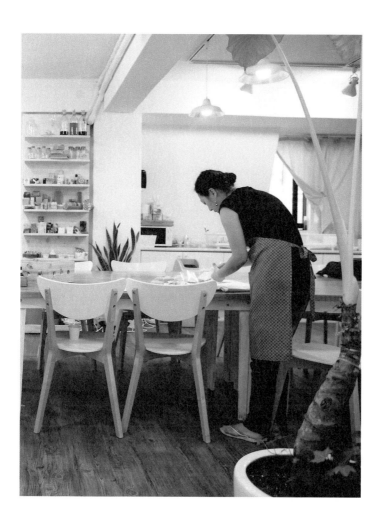

獻 給 你

這 一 場 充 滿 心 意 與 魔 力 的 香 氛 遊 戲

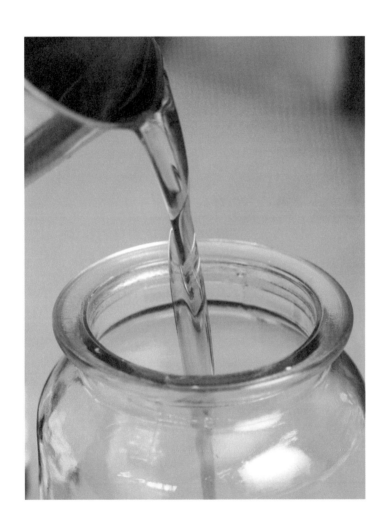

將一成不變的尋常日子

變成獨特珍貴的時刻

製作精油蠟燭是一種美麗的嬉戲，

歡迎進入這個愉悅又美妙的香氛世界。

即使再平凡的日子，你都能營造屬於自己的質感生活。幸福，就是什麼都不想，悠閒自在的散步，在街角買一支霜淇淋滿足嘴饞；小貓Tori窩在我腿上睡覺時那種柔軟。當然了，還有充滿迷人香氣的精油蠟燭。有時，當我轉頭看到蠟燭或擴香座，那微微晃動的光與香氣，總是能夠讓人心情瞬間發亮。

夜深人靜時，當我獨自醒來，看見散發著幽微光芒的蠟燭，聞到淡淡的香味，生活彷彿也變得有那麼一點點特別。而這個特別的時刻，讓身心都緩和沉靜，徹底放鬆了。

蠟燭像仙女的魔法棒，只要小小一顆，就可以讓普通的餐桌氣氛瞬間變得有浪漫情調了，圓圓、輕晃的溫柔光暈，將我內心尖銳的邊角都磨得柔軟光滑了。屬於我的每一個值得回憶的時刻，通常都有精油蠟燭相伴左右。

託蠟燭與擴香座的福，總能將單調的空間營造出有如置身充滿芬多精的清新杉木林，又或者如同徜徉在薰衣草花田。就是這樣美妙無比的時光，讓我深深地愛上精油蠟燭。我非常享受每一個香氛時刻，以及實驗開發新香氣的過程。

我是芳療師

這是一份利用香氣使人放鬆身心、打造好心情、並且讓人變得正向的工作。只要仔細留心周遭事物，你就會發現生活中交融著不同的氣息。新生兒經由媽媽的味道開始探索世界，我們也透過氣味感覺到氣候變化與季節轉換。

除了自然與生命的味道之外，日常使用的文具、衛生紙、化妝品、洗碗精、家中擺飾等用品，也都有添加不同的香氣，雖然氣味更豐富多元，然而，多數屬於人工合成。市售蠟燭也多半添加人工香精，原料則為石油萃取物，是會危害生態環境的，長期使用下來，易使人感到疲憊，連帶影響呼吸道健康。但若由天然材料製成，不僅能夠避免此項問題，淡淡的香氣亦能平穩你的心靈。此外，某些材料也具有特殊功效，利用香氛讓身心趨近美好的方式，稱作芳香療法（Aromatherapy）。使用材料包含：入藥或者食用香草、果實，利用植物特定部位萃取精油。材料各具療效與氣味，你可以根據想要的效果，挑選精油運用。達成預防感冒、增強免疫力、促進消化、放鬆、增添活力、驅趕蚊蟲、減緩失眠症狀、強化集中力、解除憂鬱、穩定血壓、緩解呼吸道疾病、去除異味、加強心臟機能等療癒成果。

本書介紹的蠟燭與擴香座皆使用天然精油，除了帶來各種不同的手作樂趣，也為了讓身心靈都達到滿足圓融，調和出美妙又特別的香氣，選用精油時更是加倍用心努力。希望你能夠透過這本書，瞭解更多相關知識，感受到香氣所伴隨的輕盈，還有動手製作的快樂。

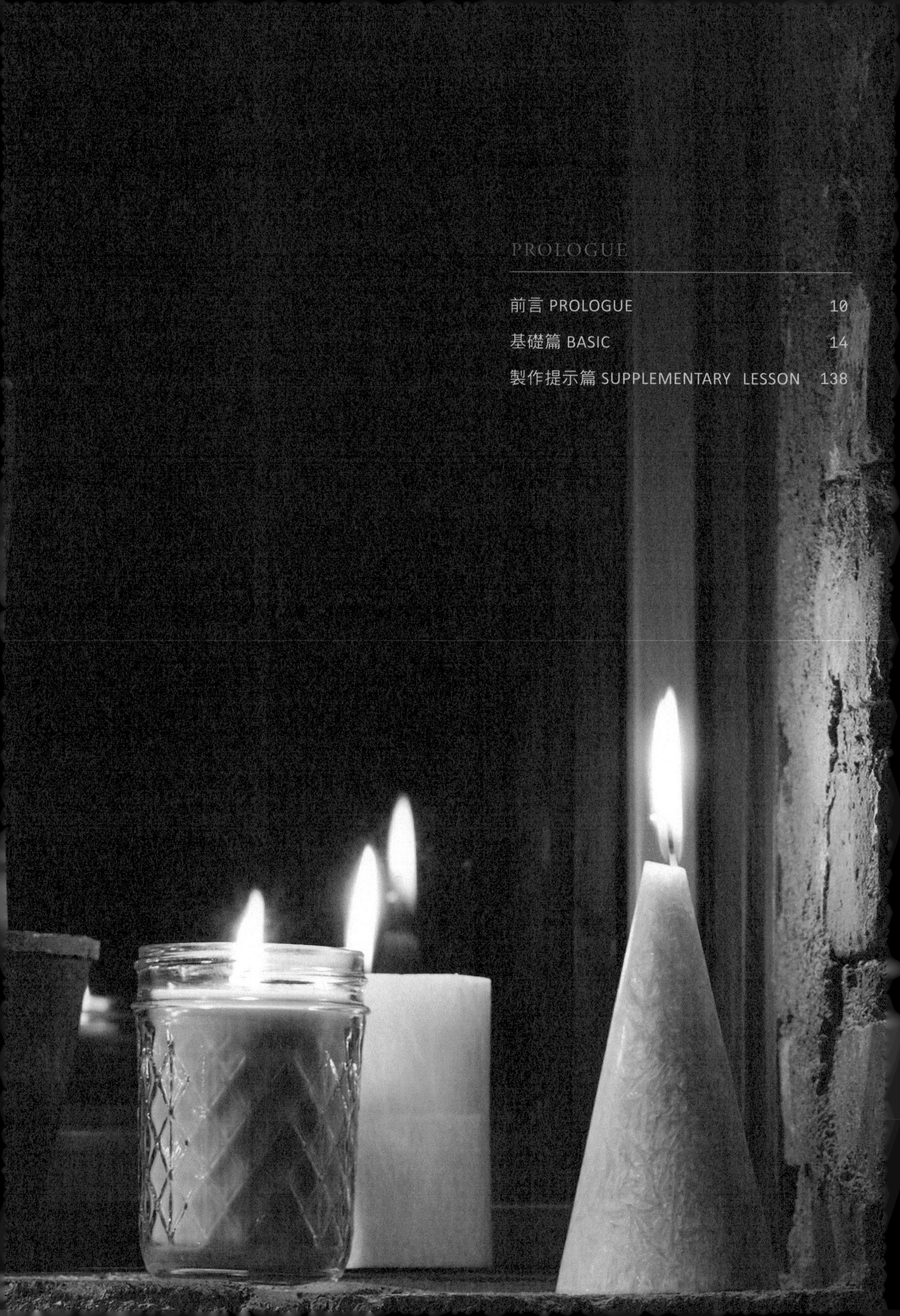

PROLOGUE

CONTENTS

PLAYING CANDLE

START

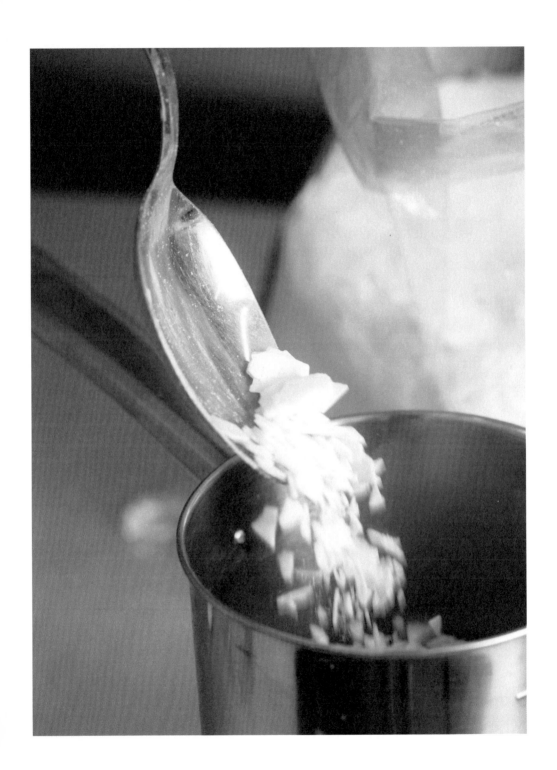

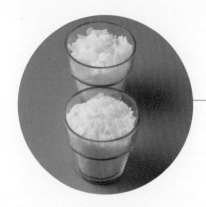

大豆蠟

從大豆提煉出的蠟，燃燒時間長，低溫也可以熔化，適合當做蠟燭材料。燃燒時沒什麼煙氣，分成容器蠟燭與柱狀蠟燭兩款，熔點約在46.1～54.5度之間。

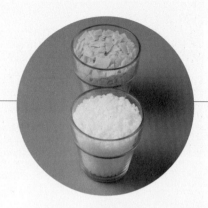

蜂蠟

是蜜蜂分泌的蠟，帶有微微的蜂蜜香。質地堅固偏黏、分成容器蠟燭用（白色）、柱狀蠟燭用（黃色）、紙狀等種類。燃燒時，幾乎無煙，熔點約在62～63度之間。

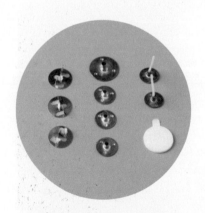

燭芯座＆燭芯固定用貼紙

製作容器蠟燭時，用來將燭芯固定在容器底部的裝置。只要將燭芯放在燭芯座上，再貼上貼紙固定即可。可根據材質與粗細，使用不同的燭芯座。

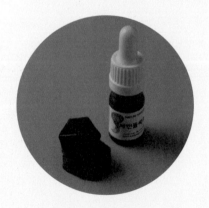

固體色素＆液體色素

製作彩色蠟燭時的必備材料，分成固體色素與液體色素。固體色素在蠟體熔化溫度達到72度時，會慢慢化開，一點一點地加入色素，就可以調出想要的色彩；液體色素只要滴進蠟使用即可，不必檢視溫度。

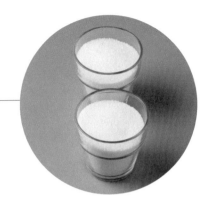

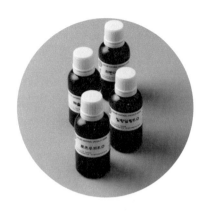

棕櫚蠟

以油棕果實提煉而成，根據蠟的種類與溫度，會產生出特別形狀的結晶。可以製成雪花狀結晶、冰狀結晶、無結晶、條紋、幾何圖形等各式各樣的圖案。熔點約在58～62度之間。

精油

製作精油蠟燭與擴香座的主材料，根據香氣種類各具氣味，能夠療癒身心。精油對於熱度、光源、溫度等相當敏感，運送過程可能會變質，因此，請注意有效期限，建議少量購買。平常記得存放在夾鏈袋或密閉容器中，不要放在冰箱裡，置於陰涼處保管即可。

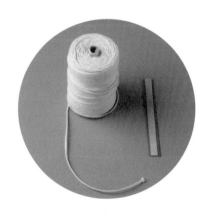

燭芯

是連結火花與蠟的媒介，依照特質選擇適合的燭芯，就能夠從點燃的開始到燒完為止，都維持著最佳效果。根據材質與用途，有棉燭芯、小圓蠟燭用燭芯、木燭芯等可供選擇，不過，主要仍以棉燭心為主。

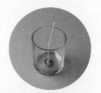

容器

用來固定燭芯，倒入熔化的蠟，冷卻
後即製成蠟燭的容器，陶器、玻璃容
器、貝殼、水果皮等都可以使用。

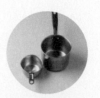

小金屬鍋

熔蠟時使用，溫度再高也不會破損，
比玻璃更安全，導熱度佳，也可以同
時加速熔化大量的蠟。

模型

用來製作表面直接暴露在外的柱狀
蠟燭，有使用矽膠、鋁、聚碳酸酯
（PC）、烘焙紙等材質製成各種形狀
的模型可供選擇。

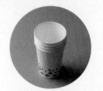

紙杯

暫時放置熔化蠟油的器具。

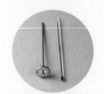

溫度計

測量蠟油溫度用。

加熱盤

熔化蠟時使用的器具。

量匙

用以測量精油。

電子磅秤

秤蠟用。

木片

用以混和材料，也可以用竹筷代替。

燭芯剪

刀尖呈 L 形彎曲狀，用來修剪點燃後的燭芯。沒有剪刀時，可直接用手取代。

防黏劑

製作柱狀蠟蠋時，在倒入熔化蠟油前，先噴於模型內，便可輕易拿出完成的蠟燭。

燭芯固定片

使用棉燭芯製作蠟燭時，將熔化的蠟倒入容器或模型內，保持燭芯在同一個位置不會移動。也可用竹筷取代。

蠟蠋蓋

紙、塑膠、陶瓷等多種材料製成的蠟燭蓋，防止灰塵積在容器蠟蠋的表面，用來保護蠟蠋的蓋子。

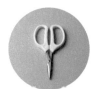

剪刀

剪裁燭芯。

橡皮黏土

用於防止模型接縫與燭芯洞內積蠟，可重複使用。

尖嘴鉗

用以將燭芯固定在燭芯座。

燭芯鉤

在熄滅蠋火時，能夠無煙且安全的滅掉火光。

精 油 蠟 燭
AROMA CANDLE

蠟蠋種類十分多元。
根據各種材質的蠟、
不同的精油、
以及不同的容器，
所製作出的蠟燭形狀與香氣都不盡相同。
開始接觸手工蠟蠋後，我才覺察
原來過去的我並不清楚自己喜歡什麼。
而這正是一門可以發掘
喜好、色彩，
特別又愉悅的手工蠟蠋課。

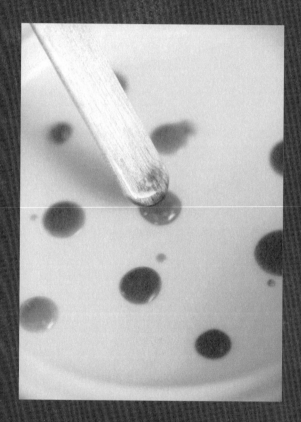

可以使用精油或天然香料製作出蠟燭。

1ml

1ml的精油
若用電子磅秤會顯示出1g；
如果用滴管的話，
約是20滴左右。

大豆蠟、蜂蠟、
棕櫚蠟等，
都是天然材料萃取出的蠟。
棉燭芯在使用前，
會先裹上一層薄蠟。

木燭芯不需要裹蠟，可以直接使用。

完成的蠟燭
可以保存
六個月左右。

多數蠟燭製作後，請等待48小時再使用會較佳。

依照季節，
蠟油熔化與凝固時間不同，
本書所製作的蠟燭
並未特別計算
製作的時間。

剛開始點燃蠟燭時，一定要讓蠟燭燃燒一段的時間之後
蠟燭表面才會均勻熔化，這樣能更節省地使用蠟燭。

重新點燃使用過的蠟燭之前，
請先用燭芯剪
剪掉燒焦的燭芯，
燭芯才會馬上點燃，
蠟燭表面也比較能夠保持完整乾淨。

點過的蠟燭可以蓋上蠟燭蓋，或用保鮮膜包起來保存。

如果想當成芳香劑，可以使用容器蠟燭。
比起持續燃燒時間的長度，
更重要的是點燃時燭淚的深度。
1～1.5cm深度的燭淚
散發出的香氣效果最佳。

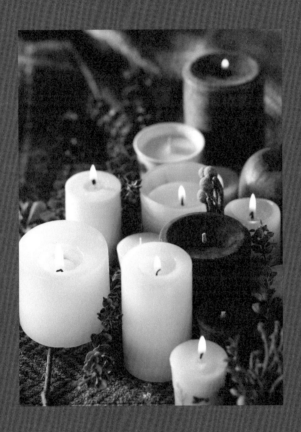

小小的，暈黃的光，讓空間都染上暖意

薰香小蠟燭

在親自下廚並且飽餐一頓後的夜晚，屋裡總會殘留著烹調過後的味道，此時，若是想要消除這些氣味，只要將小蠟燭點燃，就能夠創造一段屬於自己的靜謐時光。友人的工作室時常點精油蠟燭，所以我曾做了365顆薰香小蠟燭做為生日禮物送給她。

我想像著，朋友收到小蠟燭後，每當她一到工作室，隨手放下背包，一屁股坐進沙發之後，就會點燃一顆小蠟燭了。然後，當燭光亮起的瞬間，原本仍有些許躁動的氣氛也跟著沉靜下來，緊接著，便是開始一天的工作了。

現在，就為親愛的朋友準備365顆的薰香小蠟燭，當作生日賀禮吧！從此，有了蠟燭的每天都是生日，記得傳遞這個祝福給對方喔！

材料（4～5個）
大豆蠟（容器蠟燭用）50g、
小蠟燭容器4～5個、
精油（參考p.33）5～20滴、
小蠟燭專用燭芯4～5個

根據喜好選擇精油

使用工具
加熱盤、電子秤、
有手把的小金屬鍋、
溫度計、木棒、燭芯剪

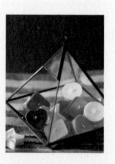

○ 製作過程中，材料非常燙，請放在容器中小心操作。
○ 深度較淺的透明玻璃杯或是陶器，都可以當成容納小蠟燭的容器。
○ 為避免沾染灰塵，建議將蠟燭成品放在夾鏈袋中保管。

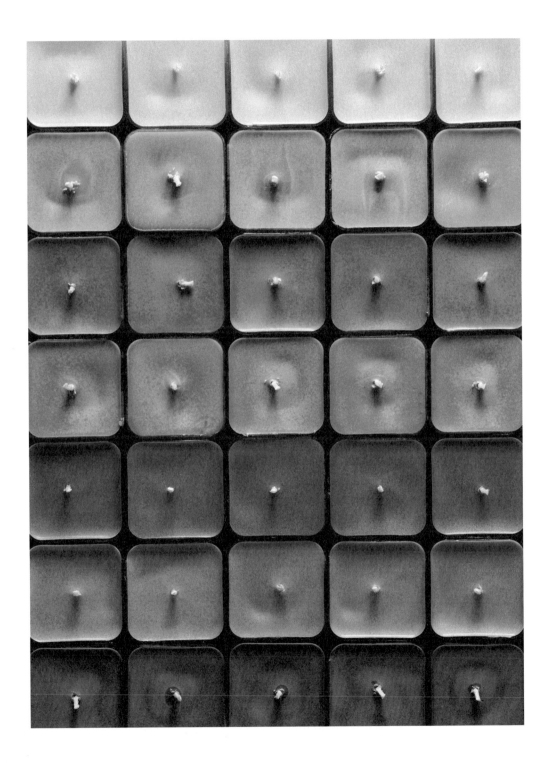

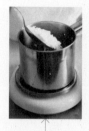
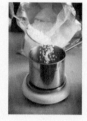

1　將蠟倒入有把手的小金屬鍋後，置於加熱盤，熔化。

2　當1降至攝氏50～55度之間，加入精油，並以木棒攪拌。

3　將2倒滿容器中。

4　將夾好燭芯的固定片用鑷子壓一下，再次固定。

5　當容器底部開始轉白，趨近於凝固後，調整燭芯到中央，燭心會因為蠟的黏度而固定。

6　等待20～30分鐘，當蠟油完全凝固後，將燭芯保留大約高於表面5mm的長度，再剪去多餘部分。

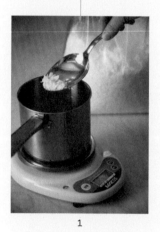

1

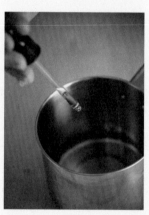

2

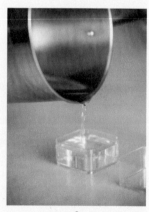

3

○小蠟燭專用燭芯已經裹上一層蠟，並於金屬固定片上安置完成。

○鋁或PC塑膠製成的小蠟燭容器，都是很好的選擇。

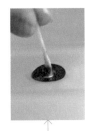 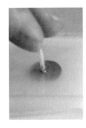 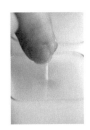

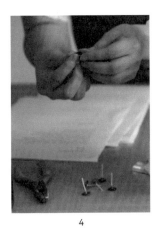

4

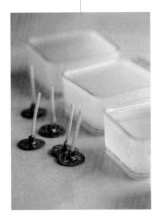

5

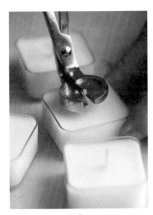

6

 這些時候,不妨試試看以下的精油配方(以1顆小蠟燭為基準)

想要清淨空氣——檸檬草5滴＋天竺葵3滴

想要驅趕蚊蟲——天竺葵5滴(或是香茅5滴)

想要預防感冒——茶樹5滴

想要放鬆——薰衣草10滴

想要增添浪漫氣氛——依蘭5滴

想要消除頭痛或幫助消化——薄荷5滴＋薑3滴

想要嘗試手作蠟燭的人，就從這裡開始吧！

基礎玻璃罐蠟燭

這是非常基本的手製蠟燭，幾乎等於是開始製作就算完成了。將燭心裹上一層蠟油，置於
容器後，滴進精油，並攪拌均勻，最後，再倒入容器，如此就大功告成了！

雪松精油隱約散發淡淡的木質香氣，飽含芬多精的成份，能夠消除疲勞、安定心神，若是
再滴入花梨木精油，更有助於消弭深層疲勞。雪松與花梨木精油的揮發燃點較高，非常適
合加在蠟燭裡使用。

如果能夠提前將精油混和，裝在不透光的瓶子裡，等待3～4天後熟成再使用，會比製作時
直接加入的香氣更加柔和飽滿。

材料（1個）

雪松

使用工具

__棉燭芯玻璃蠟燭__

加熱盤、電子秤、量匙、

大豆蠟（容器蠟燭用）

有手把的小金屬鍋、

120～130g、精油（雪松5ml＋

溫度計、木棒、燭芯剪、

花梨木3ml）8ml、

花梨木

彎嘴鑷子、燭芯固定片

半透明玻璃容器（7oz、

直徑7cm）一個、棉燭芯、

燭芯固定片1個、燭芯貼紙1個

__木燭芯陶器蠟燭__

大豆蠟（容器蠟燭用）

120～130g、精油（雪松5ml＋

花梨木3ml）8ml、

如果只想使用一款精油，

木燭芯（中型大小）、

建議優先使用雪松精油。

木燭芯固定片1個、

燭芯貼紙1個

○點燃已使用過的蠟燭之前，請先將燒過的燭芯灰清理乾淨，

這樣會比較容易點燃，表面也較能維持清潔。

○為了使蠟燭不要沾染灰塵，維持香氣，記得蓋上蠟燭蓋，或包上保鮮膜保存。

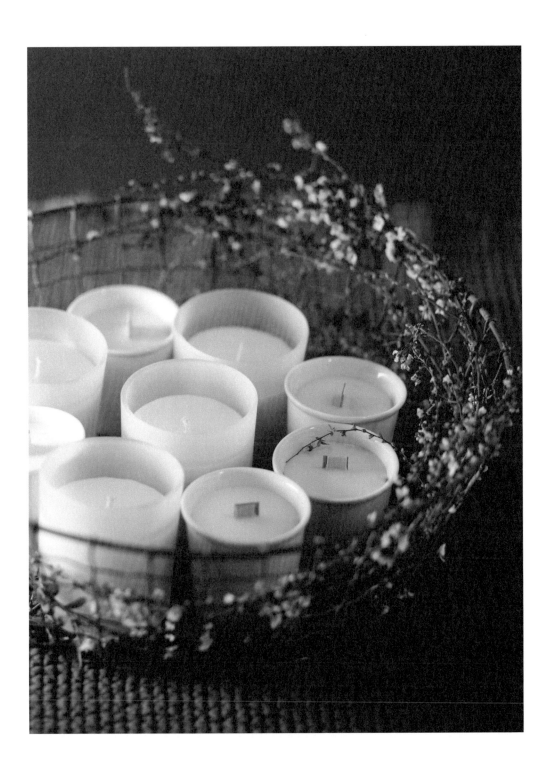

1　將蠟放入有手把的小金屬鍋中，置於加熱盤上，熔化。
2　將棉燭芯測量比容器高出2～3cm的長度，剪裁合適後，裹上1。
3　將2置於固定夾。
4　木燭芯的長度則要比容器高度稍短，剪好之後，請置於木燭芯固定夾。
5　將兩種燭芯用的貼紙，分別固定於容器底部。
6　當1降到攝氏55～60度時，滴入精油，攪勻。

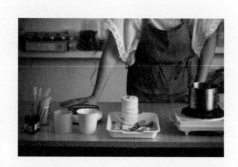

7　第一次倒入：將80%熔化過的蠟，均勻分成兩等份，各別倒入兩個容器裡。
8　用固定片上放好棉燭芯，木燭芯則用小夾子夾住。
9　第二次倒入：待燭芯周邊的蠟大致凝固後，重新熔化剩下的蠟，待溫度降到
　　攝氏55～60度時，再次倒入容器。根據喜好，倒入適當的高度後，重新調整
　　燭芯位置。
10　放置一天，待蠟完全凝固，修剪燭芯，只留下5mm的高度。

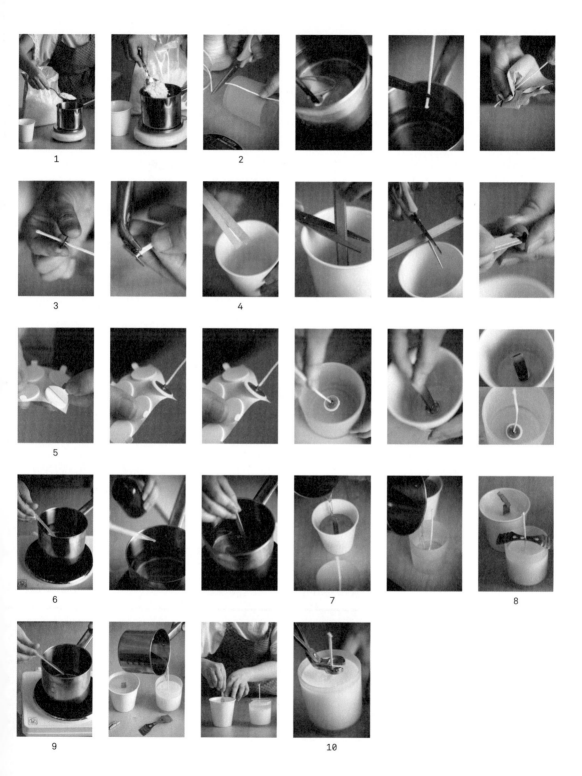

1

2

3

4

5

6

7

8

9

10

帶一盒安心的氣味去旅行

咖啡豆鐵盒蠟燭

每次旅行或出差，我一定會帶著鐵盒蠟燭出門。不論下榻處設備再完善，人處在陌生環境中，多多少少會被孤寂感環繞。每當這種時候，我只需要關燈，再點一顆鐵盒蠟燭，那微微閃動的圓燭光，總是能夠鎮定我的心，即使隻身在外也能安穩入眠。

天竺葵的香味具有平衡身心、舒眠的效果。除了旅行、搬家等變換環境，也有驅除蚊蟲的功效，因此也可當作「露營蠟燭」。使用完畢的鐵盒不要丟掉，下次記得繼續重複利用。

天竺葵

材料（2個）
大豆蠟（容器蠟燭用）150g、
鐵盒2個（直徑6.5cm）、
精油（天竺葵4ml＋廣藿香
1ml）5ml、棉燭芯（3號）
2個、燭芯固定夾2個、
燭芯貼紙2個、咖啡豆少許

廣藿香

使用工具
加熱盤、電子秤、量匙、
有手把的小金屬鍋、
溫度計、木棒、
燭芯固定片、彎嘴鑷子、
尖嘴鑷子、燭芯剪

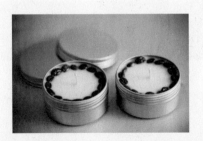

○蠟燭點燃後，鐵盒會變燙而很難移動，記得安置於適當處所再點燃會比較好。
○地板可能會因為蠟燭熱氣而熔掉，記得在下方加墊子。
○燃燒過程中，可能會燒到咖啡豆，當咖啡豆可以移動時，請記得立刻取出。
○燒完的鐵盒請用洗碗精和熱水洗淨，可重複再利用。

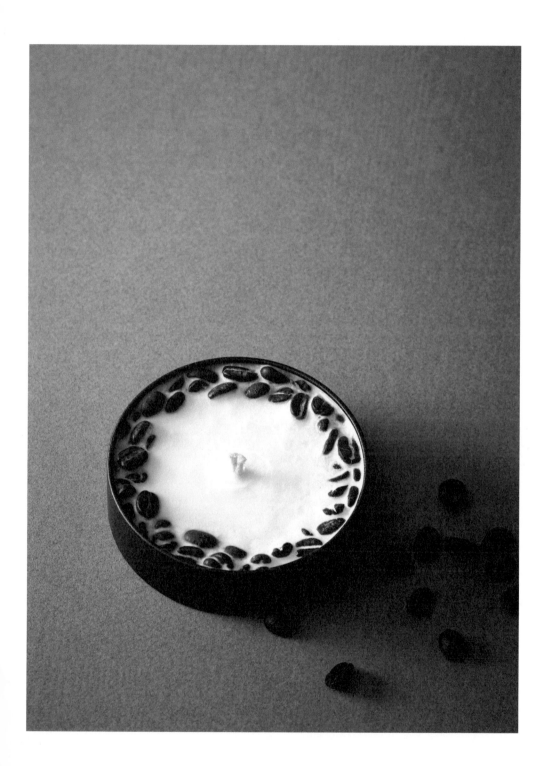

1　將蠟放入有手把的小金屬鍋中，置於加
　　熱盤上，熔化。
2　將燭芯裹上1。
3　將2置於燭芯固定夾。
4　利用燭芯固定貼紙，將3固定在鐵盒正
　　中央。

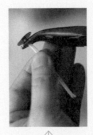
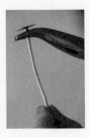

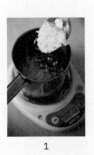

1

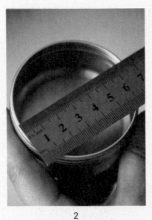

2

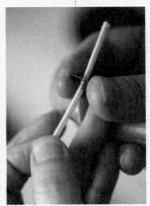

3

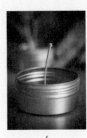

4

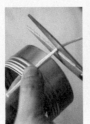
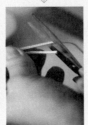

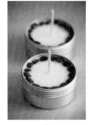 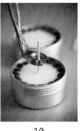

9   10

5   等待1降到攝氏55～60度左右時，加入精
       油，攪勻。

6   將5的蠟倒入鐵盒中。

7   用燭芯固定片調整燭芯後，等待15分鐘，
       讓6凝固。

8   當鐵盒邊緣的蠟油轉白凝固時，再用尖嘴
       鑷子夾咖啡豆，沿著邊緣放入蠟中。

9   將蠟燭放置一天，等待凝固。

10   修剪燭芯，只留下5mm的高度。

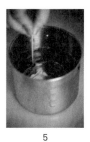 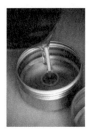 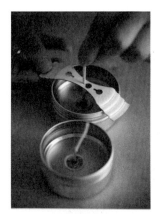 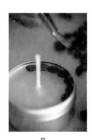 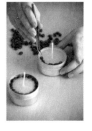

5   6   8

7

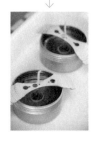

有如蛋糕分層般的繽紛可愛

蛋糕蠟燭

現在只要看到玻璃容量大的蠟燭，內心就會感到好滿足。因為使用時間長，保存時，我一定會蓋上蓋子、仔細地修剪燭芯，耗費較多心思保存。為了不讓香氣散去，建議使用有蓋子的容器。

檸檬草與廣藿香能夠清淨空氣，有效去除空氣中的異味，抑制有害細菌，放在像浴室等溼氣較重的場所，能夠調節溼度，降低黴菌增生率，消除煙味或廁所臭味。

然而，使用體積較大的蠟燭，可能用久了會失去新鮮感，因此，設計成多款色彩以做出層次，依據不同的顏色組合，搭配出各種風貌吧。現在，就先將想要的顏色打好草稿，一起來挑戰看看！

材料（1個）	檸檬草	使用工具
大豆蠟（容器蠟燭用）300g、精油（每一層檸檬草4ml＋廣藿香1ml）總共15ml、有蓋子的透明玻璃罐（直徑8cm）一個、粉紅色液體色素一點點、棉燭芯1個、燭芯固定片1個、燭芯貼紙1個	廣藿香	加熱盤、電子秤、量匙、有手把的小金屬鍋、溫度計、燭芯固定片、彎嘴鑷子、尖嘴鑷子、燭芯剪、小金屬鍋（或是紙杯）3個

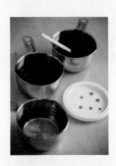

○ 在開始製作前，將玻璃容器泡在熱水裡，或用吹風機吹熱，可避免倒入蠟油時產生氣泡。
○ 精油需要分層的效果，因此，必須各別倒入攪拌，若一次加進去，當蠟油凝固後，再重新熔化，香氣會完全消失殆盡。
○ 容器開口太窄或是太深，蠟可能會被熏黑，盡量挑選開口寬廣的容器。

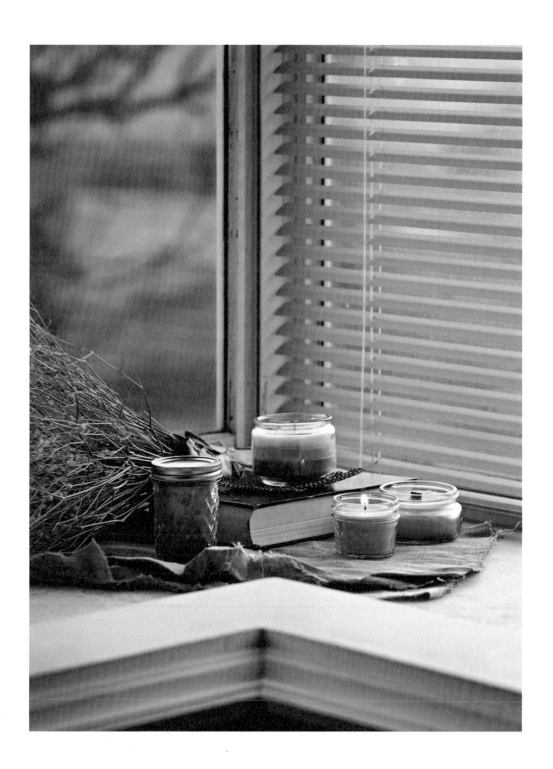

1 將蠟放入有手把的小金屬鍋中，置於加熱盤上，熔化。
2 將燭芯裹上1。
3 將2置於燭芯固定夾。
4 利用燭芯固定貼紙，將燭芯固定在玻璃罐底部。
5 當1降到攝氏55～60度時，以各100g的份量，倒入三個小金屬鍋中。
6 將色素倒入其中兩個鍋子裡，調出淡粉紅與深粉紅色。
7 **第一次倒入**：當深粉色的蠟降到攝氏55～60度時，加入精油，並用木棒攪
   勻後，倒入玻璃容器。過程中請注意，不要在罐子內緣留下斑點或痕跡。
8 等待7凝固。
9 **第二次倒入**：當7燭芯周邊也開始凝固後，以同樣的方法，將精油攪勻
   後，倒入容器。此時，注意蠟溫不能太高，否則下層的蠟若跟著一起熔
   化，就功虧一簣了，倒入前請記得確認溫度。
10 用燭芯固定片放好燭芯位置後，放置30分鐘～1小時，等待凝固。
11 **第三次倒入**：待10倒入的蠟在燭芯周邊也凝固後，用7的方法，將精油攪
   勻後，倒入容器中。一樣要注意蠟溫，太燙易使下層的蠟熔化，因此，倒
   入前，記得確認溫度。
12 用相同方式使用固定片放置燭芯，等待一天，讓蠟完全凝固。
13 修剪燭芯只留下5mm的高度。

○重新點燃蠟燭之前，將原先燒黑的燭芯整理乾淨後，再點火。
○如果使用木燭芯，會因為木頭燃燒的味道而改變香味，建議使用棉燭芯。

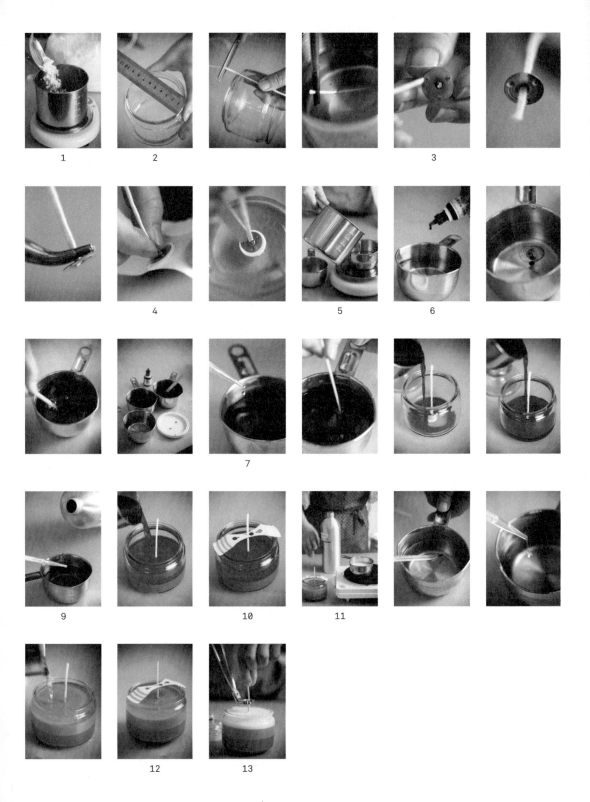

1

2

3

4

5 6

7

9 10 11

12 13

馥郁甜蜜的香氣，也有預防感冒的效果

甜心暖暖茴香蠟燭

洋茴香（又稱大茴香、八角）有著漂亮的星形外型，主要用途是辛香料或藥材。在A型流感的用藥—克流感的成分中。也含有洋茴香。將它加入蠟燭，我想對於預防換季時的感冒，應該也有不錯的效果吧？宛如果凍般的甜美香氣，非常有魅力。點燃後的燭淚在熄滅後，再滴上幾滴精油，能夠散發幽幽的香氣，這也是它的特色之一。

藍膠尤加利針對紓緩呼吸道疾病，有相當好的功效，檸檬可以增強免疫力。另外，茶樹精油擁有抗菌、抗病毒的極佳功效。但是精油的燃點較低，記得一定要在熄滅後，才可以滴上精油，發揮最佳香味擴散效果。

材料（1個）
大豆蠟（容器蠟燭用）300g、
開口大的容器（直徑13cm）1個
精油（洋茴香10ml）、
棉燭芯1個、燭芯固定片1個、
燭芯貼紙1個

蠟燭熄滅後使用的精油：
藍膠尤加利、檸檬、茶樹各兩滴

洋茴香

藍膠尤加利

檸檬

茶樹

使用工具
加熱盤、電子秤、量匙、
有手把的小金屬鍋、
溫度計、木棒、
燭芯固定片、彎嘴鑷子、
尖嘴鑷子、燭芯剪

○當蠟燭燃燒時，千萬不可以加入精油，因為精油的燃點低、揮發性高，很有可能會造成危險。

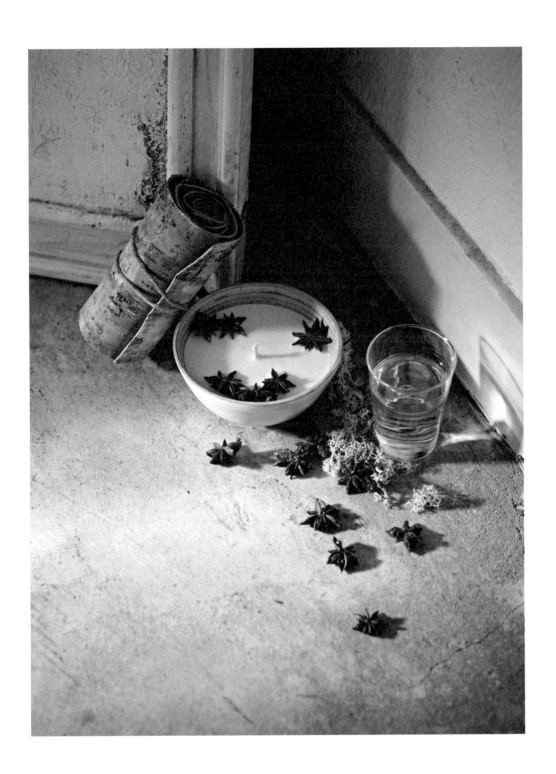

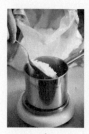 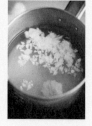

1

1　將蠟放入有手把的小金屬鍋中，置於加熱盤上，熔化。
2　將燭芯裹上1。
3　將2置於燭芯固定夾中。
4　利用燭芯固定貼將3固定在容器底部。

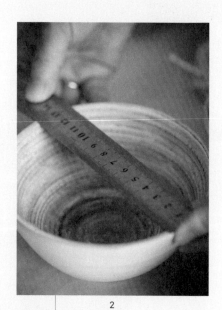

2

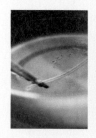 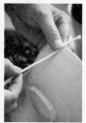

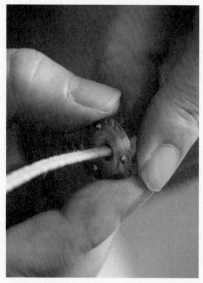

3

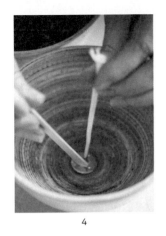

4

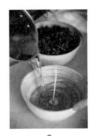

6

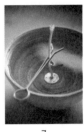

7

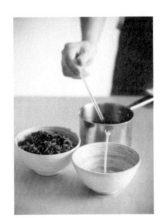

5

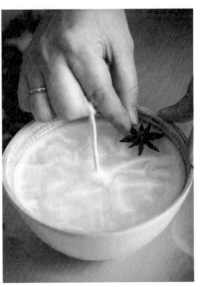

8

5　當1降到攝氏55～60度時，滴入精油，用木棒攪勻。

6　將5的蠟放入容器中。

7　用燭芯固定片放好燭芯位置後，等待10～15分鐘，
　　使蠟油凝固。

8　當燭芯周圍的蠟開始轉白凝固時，在表面放入2～3
　　個八角茴香在蠟燭表面，距離燭芯較遠的位置。

9　當8完全凝固之後，修剪燭芯只留下5mm的高度。

使 用 蠟 燭 的 小 祕 訣

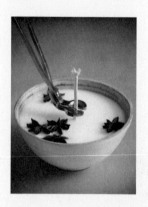

○點燃蠟燭後，當燭芯外圍1～1.5cm的蠟開始熔化
　時，將燭火熄滅。
○在熔化的蠟油上各滴兩滴藍膠尤加利、檸檬、茶樹
　精油。
○靜靜聞著精油散發的香氣，熔化的蠟油能讓香氣層
　次更加濃郁豐富。

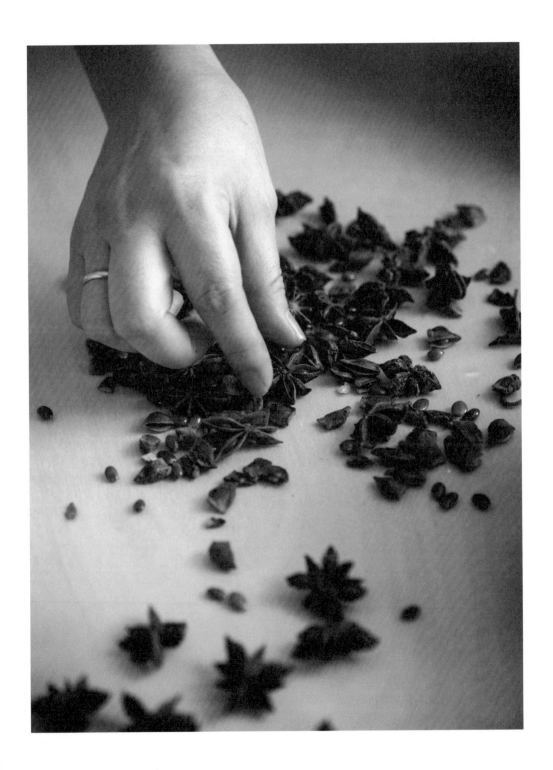

薰陶身心的古老藥材香氣

歐白芷[1]蠟燭

東西方都很喜歡的藥材當歸，不只香氣怡人，有助身體健康，也是製作蠟燭的良好材料。在中國古代，親人會在上戰場的士兵懷中放入當歸，祈求無事平安而返。由西洋當歸根部萃取出的歐白芷精油，能夠止痛，同時讓身心得到溫暖與平靜。

我們心中總有許多大大小小的願望，像是遇見好的人、事事順利、永保健康、變得更加幸福……不知道從何時開始，期待明日更美好，已成了一種例行公事。不過，聞一聞歐白芷的香氣，對於未來的不安感也會隨之煙消雲散，讓人更專注今日事務，把握當下。

這款蠟燭同時加入聖約翰草精油，能夠舒緩肌肉痠痛。就像歐洲中世紀的魔女驅除邪靈一般，結合歐白芷與大豆蠟的蠟燭能夠一掃憂慮，是非常特別的蠟燭。萃取過程雖然非常複雜，但是在製作時所感受到的豐沛香氣，能夠讓心平靜下來。這種蠟燭燃燒後的蠟油，也能夠拿來按摩，對於不熟悉芳香蠟燭的老人家，是非常棒的入門禮物。

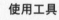

材料（1個）
大豆蠟350g、有蓋的玻璃瓶（直徑7cm）1個、歐白芷（或是薰衣草）精油10ml、聖約翰草精油25g、乾當歸150g、棉燭芯1個、燭芯固定片1個、燭芯貼紙1個

歐白芷（或是薰衣草）

聖約翰草

使用工具
加熱盤、電子秤、量匙、有手把的小金屬鍋、溫度計、木棒、燭芯固定片、彎嘴鑷子、尖嘴鑷子、燭芯剪

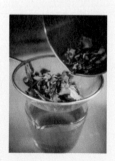

○如果單純喜歡當歸香味，也可以不加入精油。

○聖約翰草精油並非有香味的精油。

○熔化蠟時，可以將蠟放在電鍋裡3〜4小時保溫，代替加熱盤，過程中記得打開攪拌一、兩次。

1　學名Angelica archangelica，當歸屬，又稱西洋當歸，是中國草藥當歸的近親，效果略有不同。

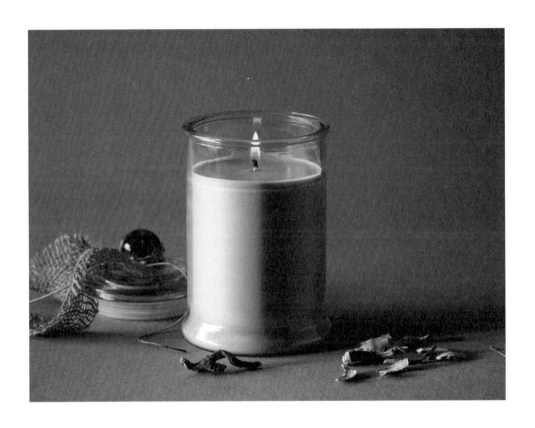

使用歐白芷蠟燭享受舒緩肌肉痠痛的按摩

1　點燃蠟燭，待蠟熔化後，將火熄滅，把熔化的部分倒入紙杯。

2　將紙杯中的蠟倒入手中，或是痠痛處輕輕按摩，大豆蠟熔點較
　　低，溫度不會太燙。

3　充分按摩後，用衛生紙或乾毛巾輕輕地擦拭。

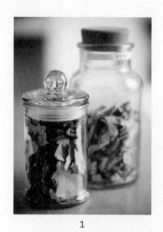
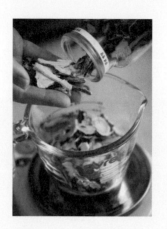
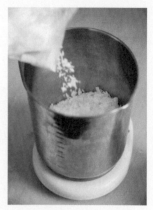

1

2

1　將乾當歸沖洗淨後，放置陰涼處，風乾。

2　將蠟放入有手把的小金屬鍋中，置於加熱盤上，熔化。

3　將當歸放入2，並將加熱盤的溫度提高一階，在加熱3～4個小時的過程
　　中，記得不時地攪拌。此時請注意，蠟油溫度不要超過攝氏70度。

4　加熱結束後，用篩子瀝出當歸。

5　將燭芯裹上融入當歸的蠟後，把燭芯置於燭芯固定夾中。

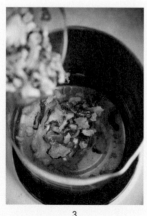

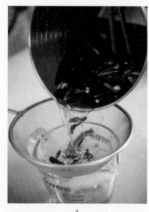
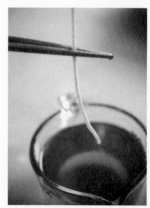

3

4

5

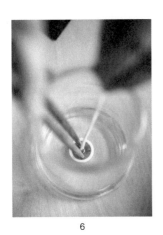

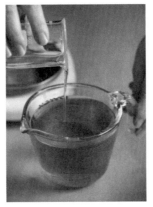

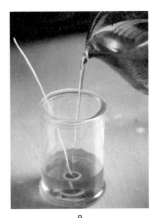

6   7   8

6   利用燭芯固定貼紙將5固定在容器底部。

7   等待2降到攝氏55～60度時，滴入精油，用木棒攪拌均勻。

8   將7倒入容器中。

9   用燭芯固定片放好燭芯位置後，等待一天，讓蠟凝固。

10   修剪燭芯只留下5mm的高度。

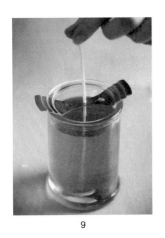

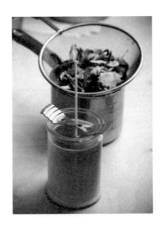

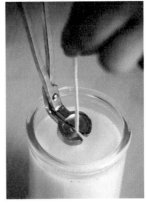

9   10

溫暖身心的雜貨風蠟燭

肉桂柱狀蠟燭

對於蠟燭有興趣的人，應該會想嘗試此款蠟燭，不只外型漂亮、香氣溫暖、適合冬季，尤其是聖誕節。除了冬天，肉桂在一年四季都是很好用的香草，具有極佳的止痛、殺菌、防蟲與防腐功效，可以抑制因夏季濕熱所孳生的黴菌、驅趕蚊蟲。

冬天時，還能夠刺激中樞神經，促進血液循環，讓人充滿元氣。如果感覺到灰塵的異味時，你可以在室內各處放置肉桂蠟燭。這份配方同時能夠製作成容器蠟燭，香氣擴散效果會比柱狀蠟燭更徹底。

肉桂棒

材料（1個）

大豆蠟（柱狀蠟燭用）300g、
精油（肉桂皮 8ml+ 山雞椒 5ml+
丁香 1ml）14ml、
棉燭芯 1 個、肉桂棒 5 ～ 10 枝

山雞椒

丁香

使用工具

PVC 正方形模型（或是
牛奶盒）、加熱盤、電子秤、
量匙、有手把的小金屬鍋、
溫度計、木棒、燭芯剪、
園藝剪、燭芯固定片
（或是竹筷）、橡皮黏土、
防黏劑

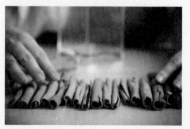

○ 如果只想單純使用肉桂精油的話，只需要8ml就夠了。如果過量，在燃燒過程中，會非常熏眼。

○ 使用園藝剪來裁短肉桂棒，切口會非常的平整。

○ 燃燒過程中，可能會燒到肉桂棒，當肉桂棒可以移動時，記得趕緊移除。

○ 燃燒時會產生燭淚，記得一定要在底部放墊子。

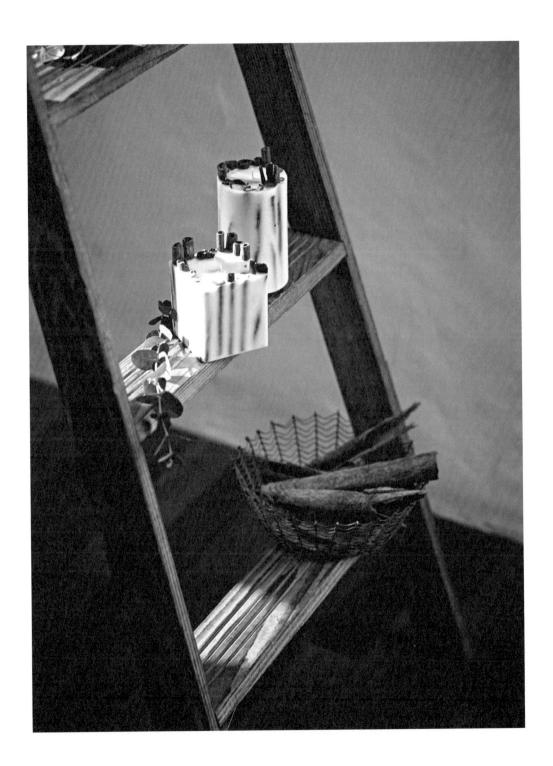

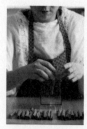

1

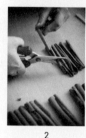

2

1　確認肉桂棒的使用數量。

2　將1測量出比模型高度稍高的長度後，裁剪。

3　將蠟放入有手把的小金屬鍋中，置於加熱盤上，熔化。

4　將燭芯裹上3。

5　將4穿入模型底部的洞，比洞口多出1cm左右。

6　使用橡皮黏土牢牢堵住洞口，防止蠟油流出。

7　在模型內噴上一層防黏劑。

8　**第一次倒入**：將3倒入模型中，約2～3cm高。

9　當8漸漸轉白凝固後，利用蠟的黏性，將肉桂棒順著模型邊插入。

10　**第二次倒入**：當9的肉桂棒完全固定後，蠟油溫度也降到攝氏55～60度時，滴入精油，用木棒攪勻，再倒入模型。

11　用燭芯固定片放好燭芯位置後，等待一天，讓蠟油凝固。

12　移除6，將蠟燭從模型中拿出。

13　將多餘的燭芯剪掉，修剪燭芯只留下5mm的高度。

購買肉桂精油時的注意事項

肉桂精油具有強烈的刺激性，請勿直接接觸肌膚，如果不小心碰觸到，記得立刻以肥皂洗淨。這款精油分為肉桂棒與肉桂葉兩種部位萃取，肉桂皮精油是由肉桂樹的樹皮萃取，是大家都很熟悉的藥材；而肉桂葉所萃取的精油，最常被用在殺蟲劑成份。

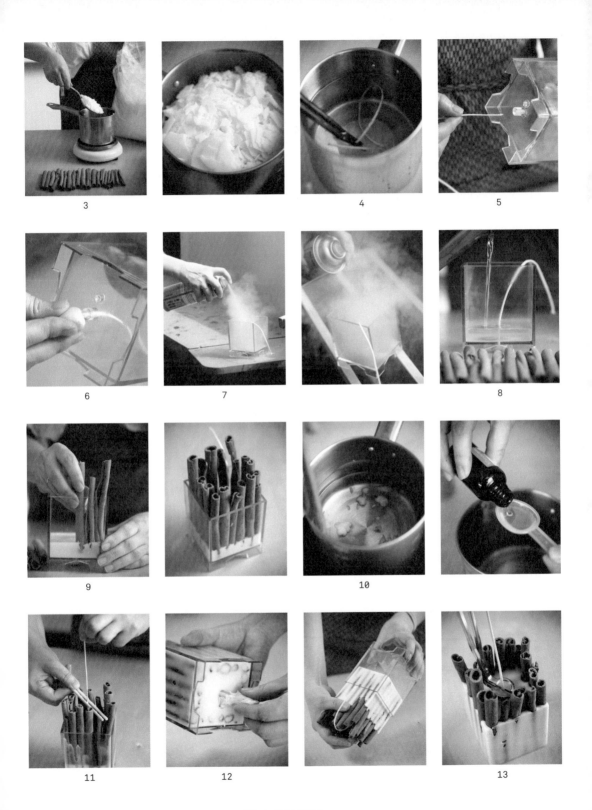

3

4

5

6

7

8

9

10

11

12

13

外型討喜，加入薰衣草更有舒眠功效

蘋果蠟燭

歐洲諺語：「一天一蘋果，醫生遠離我。」蘋果在歐美是健康的象徵。在中文裡，蘋果有「平安」之意，因此逢年過節，常被當作祈求平和安樂的象徵。

現在，嘗試加入薰衣草精油。薰衣草用途廣泛，是各年齡層都能接受的味道，不只能夠解除緊張的情緒，也可以舒緩失眠與憂鬱症，單純使用也能使內心感到平和。

薰衣草

廣藿香

材料（1個）
大豆蠟（柱狀蠟燭用）300g、
精油（薰衣草20ml＋廣藿香1ml）
21ml、棉燭芯1個、
液體色素少許（依照個人喜好）

使用工具
蘋果狀矽膠模型1個、
加熱盤、電子秤、量匙、
有手把的小金屬鍋、
溫度計、木棒、
燭芯固定片、燭芯剪、
橡皮筋、紙杯

**製作矽膠模型所需的
材料與工具**
液狀矽膠、強化劑、做為
模型框使用的寶特瓶1個、
美工刀、錐子、木棒、
底端尖的長竹籤、蘋果1顆、
攪拌矽膠用的紙杯或免洗碗

○如果第二次倒入後，燭芯周圍依舊產生空洞，可以使用美工刀將洞周圍的蠟挖出，
待蠟溫降到攝氏55～60度時，再倒入填滿洞。
○燃燒時會產生燭淚，記得在底部加墊子。
○可以在完成的蠟燭表面，用刀子或尖銳物刻上想要的字詞；用手指沾取少許熔化的蠟油後，
將刻字部分磨平，字體會更鮮明。

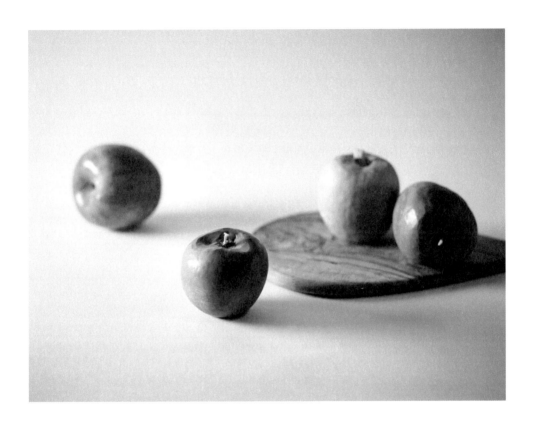

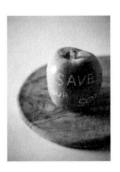

製作蘋果模型

1   將一顆女生拳頭大的蘋果洗淨擦乾。
2   用竹籤從蘋果底部穿過去。
3   將寶特瓶裁成可以裝入蘋果的高度,製成模型框。
4   將2放到模型框裡。
5   用紙杯將液體矽膠與強化劑按比例混和後,用木棒攪勻。矽膠可能會凝固變硬,請在10分鐘內完成。
6   將5倒入3,約高出蘋果2cm的高度。凝固過程中,不能讓蘋果浮出表面。
7   放置4～6個小時後,移除模型框。
8   用美工刀將模型兩側裁切約1/2的高度後,將蘋果拿出。
9   模型完成後,在表面用刀切出可以倒入蠟油的開口。底部竹籤造成的洞口就是安置燭芯處,若是沒有洞,可以用錐子鑿洞。

製作蠟燭

10   將蠟放入有手把的小金屬鍋中,置於加熱盤上,熔化。
11   將燭芯裹上10。
12   將燭芯穿入9的洞中,矽膠復原力極佳,即便有洞,也不會流出蠟油。
13   用橡皮筋將12綁住,以免兩側分開。
14   等待10降到攝氏55～60度時,一點一點地滴入液體色素,製作出想要的顏色。
15   在14中加入精油,用木棒攪拌均勻。
16   第一次倒入:為了能將10順利倒入洞裡,可以將15放入紙杯,再倒入,並用燭芯固定片放置燭心。
17   第二次倒入:過了20～30分鐘,當燭芯周邊的蠟變少,滴入模型時,待剩餘的蠟溫降到攝氏55～60度時,再倒入模型裡,並用燭芯固定片持續固定。
18   放置一天,等待蠟油凝固後,將綁住模型的橡皮筋拿掉,打開取出蠟燭成品。
19   將底部多出來的燭芯用美工刀修整,修剪至表面只留下5mm高度。

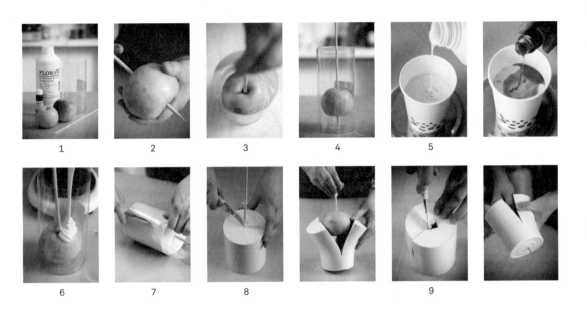

1 2 3 4 5

6 7 8 9

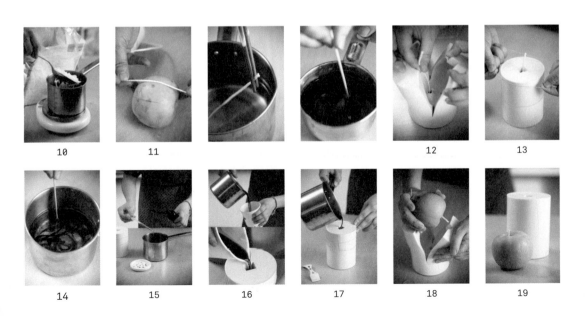

10 11 12 13

14 15 16 17 18 19

沉穩的黑，賦予你十足的香氛力量

勇氣抗憂蠟燭

詩人安道賢在〈向你提問〉一詩中寫著：「不要隨意用腳踢倒煤炭。你是否曾經至少嘗試過一次，為他人散發熱情呢？」提醒我們不要忘了，每個人都有一顆溫熱的心。如果周邊有需要鼓勵的人，試著溫暖他，並送他這款蠟燭當作禮物吧！

香氣有助於轉換心情，佛手柑、依蘭、快樂鼠尾草都能夠抗憂鬱，感到挫折時，這三款精油的香氣能讓人重新鼓起勇氣。只運用其中一種精油也沒問題，但是調和後更富層次。

佛手柑

材料（1個）
大豆蠟（柱狀蠟燭用）240g、
精油（佛手柑10ml＋依蘭
4ml＋快樂鼠尾草3ml）17ml、
棉燭芯1個、黑色液體色素、
粗吸管9～10枝

依蘭

快樂鼠尾草

使用工具
PVC圓形模型（直徑8cm）、
加熱盤、電子秤、量匙、
有手把的小金屬鍋、
溫度計、木棒、燭芯剪、
燭芯固定片（或是竹筷）、
橡皮黏土、防黏劑、美工刀

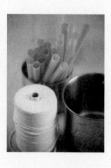

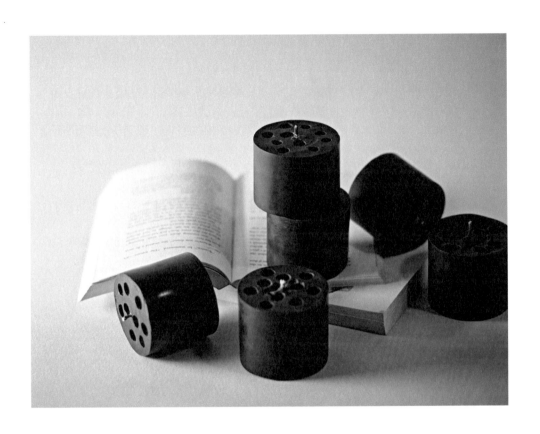

1　將蠟放入有手把的小金屬鍋中,置於加熱盤上,熔化。

2　將燭芯裹上1。

3　再將2穿入模型的洞中。

4　使用橡皮黏土牢牢堵住洞口,以防止蠟流出。

5　等待1降到攝氏55～60度時,一滴一滴地將黑色液體色素滴入蠟中,製作出想要的顏色。將色素滴一滴在白紙上,判斷凝固後可能會呈現出的顏色。

6　為了讓空氣流通,在模型內部與吸管外圍噴上防黏劑。

7　**第一次倒入**:將1倒入模型中約2～3cm的高度,無關溫度,等待蠟變白凝固。並用燭芯固定片放好燭心。

8　等待10～15分鐘,讓7變得有黏性。為了製造煤炭的外觀,將吸管以適當間距插入蠟中,燭芯必須垂放到模型外。

9　**第二次倒入**:待1的溫度降到攝氏55～60度時,滴入精油,用木棒攪勻。

10　將9倒入模型。

11　放置一天,等待蠟凝固後,將橡皮黏土拿掉後,從模型中將蠟燭拿出,並小心地拔除吸管。

12　將蠟燭表面與底部整理好,修剪底部多出來的燭芯,再修剪表面的燭芯,只留下5mm的高度。

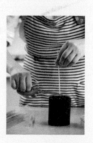

○凝固過程中,如果燭心產生凹洞,請用美工刀挖除凹洞周圍的蠟,重新倒入新蠟油。

○在拔除吸管時,一定要等待完全凝固,才比較好拔除,蠟也比較不容易斷裂。

○根據模型大小,可以自行調整燭芯長短與吸管的大小。

○暴露在空氣中的面積較大,即便不燃燒也可以享受蠟燭散發出的隱約香氣。

○因為洞的關係,會比其他蠟燭更快產生燭淚,燃燒速度也更快,記得在底部加墊子。

○吸管製作出來的洞越小,燃燒的時間就越長。

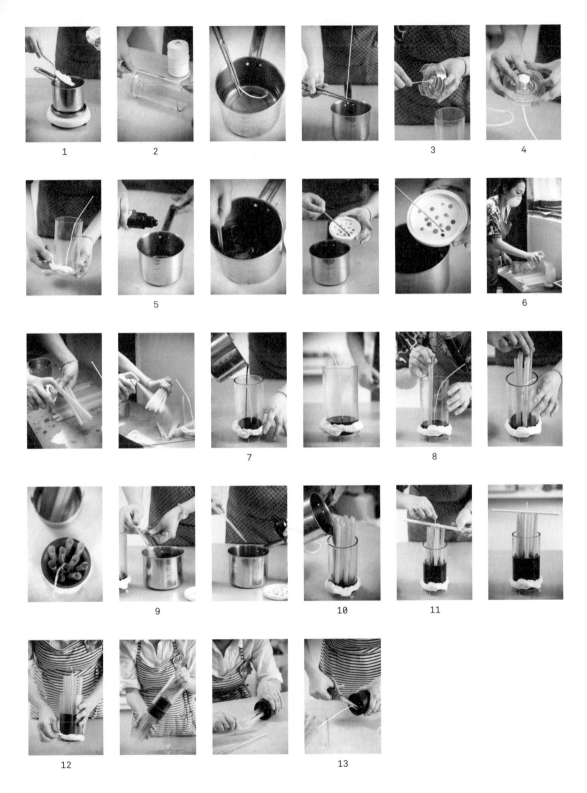

1

2

3

4

5

6

7

8

9

10

11

12

13

流動的燭淚增加使用的樂趣感

冰山蠟燭

如同乳酪或冰山那樣有著許多的凹洞，也被稱做嗆客（Chunk）蠟燭，但因為是真的使用冰塊製作，所以稱為冰蠟燭更合適。製作起來簡單又有趣，燃燒過程也讓人非常的享受。看著燭淚在洞與洞之間流動，糾結的心也隨之消散。依蘭是將花攪碎後所萃取的精油，可以減緩怒氣、促進伴侶情感交流。除此之外，加入的檀香精油，可紓緩生理性緊張，使呼吸更加順暢。不過，若長期嗅聞原液，濃厚的香味可能會引發頭痛，因此請在通風的環境中製作。

依蘭

材料（1個）
大豆蠟（柱狀蠟燭用）300g、
精油（依蘭10ml+檀香5ml）
15ml、棉燭芯（3號）1個、
冰塊適量

檀香

使用工具
鋁製正方型模型
（或是500ml牛奶盒）、
加熱盤、電子秤、量匙、
有手把的小金屬鍋、
溫度計、木棒、燭芯剪、
接水的容器、橡皮黏土
燭芯固定片（或是竹筷）

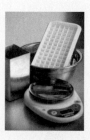

○將蠟燭成品移出模型時，若是用力過度易使蠟燭表面碎裂，請記得抓緊底部。
○蠟燭燃燒時會產生燭淚，一定要在底部加墊子。
○冰塊的體積越小，做出來的蠟燭越堅固。

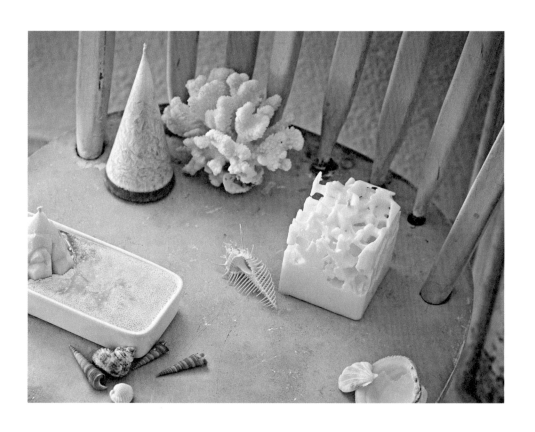

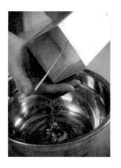

1　將蠟放入有手把的小金屬鍋中，置於加熱盤上，熔化。
2　將燭芯裹上1。
3　將2穿入模型的洞中。
4　使用橡皮黏土牢牢堵住3的洞口。

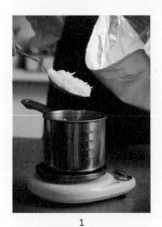

1

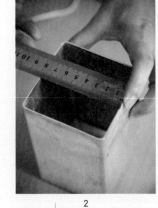

2

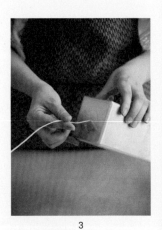

3

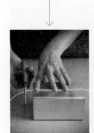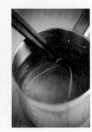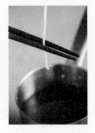

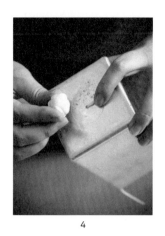

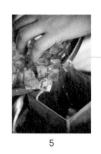

5

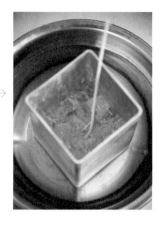

4

5　將冰塊放入模型約1/2高度的量。

6　等待1降到攝氏55～60度時，滴入精油，用木棒攪勻。

7　將6一次倒入模型後，用燭芯固定片擺好燭芯位置。

8　完全凝固之後，在模型下面放一個接水的容器，然後將橡皮黏土移
　　除，把蠟燭拿出模型。

9　修整蠟燭底部多出來的燭芯，修剪表面的燭芯，只留下5mm的高度。

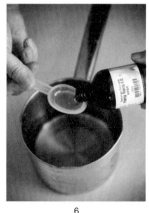

6

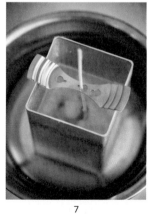

7

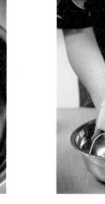

8

充滿清爽果香味，妙趣的居家擺飾

檸檬漂浮蠟燭

柑橘類果皮香氣馥郁迷人，所以我每次榨完柳橙汁或檸檬汁時，都會把果皮留下來，置放於床下一晚，以享受其清新的氣味。

我將它們應用在蠟燭製作上，只要有新鮮果皮，即便不加入精油，也能做出香氣豐富的蠟燭。這是可以浮在水上的飄浮蠟燭，也是非常有特色的家居擺飾，新鮮水果的清爽香氣，讓人的心情都不自覺地好了起來。平常舉辦家庭小聚時，與檸檬水擺在一起做裝飾，或是在大碗中倒入香料紅酒，點上幾顆漂浮蠟燭在飲料上，就是最有情調的裝飾了。

材料（2個）
大豆蠟（容器蠟燭用）30g、
棉燭芯2個、燭芯夾2個、檸檬1顆

新鮮的柑橘類果皮

使用工具
加熱盤、電子秤、量匙、
有手把的小金屬鍋、
溫度計、木棒、燭芯剪、
水果刀、榨汁器、
紙杯2個、美工刀、彎嘴鑷子

○這是一次性蠟燭。一般大小的檸檬，一次可以使用1.5小時。
○製作完成後請馬上使用，或置於夾鏈袋裡，冷凍存放。
○務必放在水中點燃，果皮乾燥後容易著火，如果快燒完了，請提前把火熄滅。
○這種方法不只可以用在檸檬上，也可應用於柳橙或葡萄柚。
○將蠟燭與花一併放在水面，整體視覺效果會更加雅致。

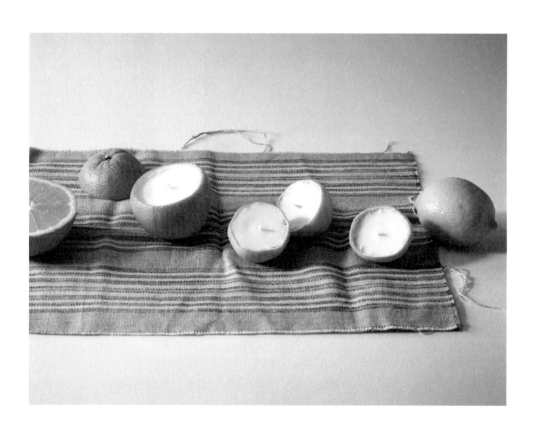

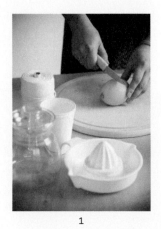

1

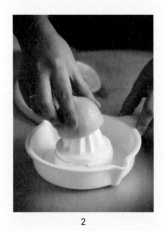

2

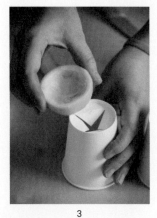

3

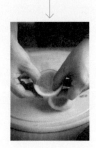

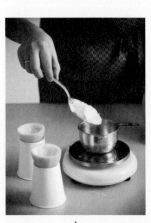

1　　將檸檬完全洗淨後，切成兩半。

2　　將檸檬的汁液榨乾淨，小心不要弄破檸檬皮。之後，將
　　　果皮內部的纖維質一點一點壓平

3　　在兩個紙杯的底部用刀子劃出一個十字，並將檸檬皮分
　　　別放在杯底。

4　　將蠟放入有手把的小金屬鍋中，置於加熱盤上，熔化。

4

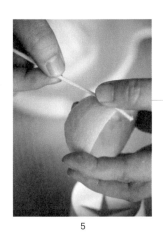

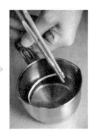

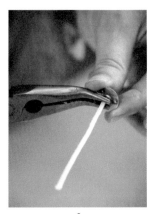

5

6

5　將燭芯裹上4。

6　將5固定於燭芯夾上。

7　等待4降到攝氏55～60度左右時，倒入3的檸檬皮中。

8　待蠟開始凝固之後，將燭芯扎入蠟燭的正中央。

9　等待30分鐘，讓蠟燭完全凝固後，修剪燭芯，只留下5mm的高度。

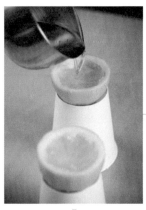

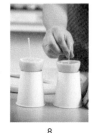

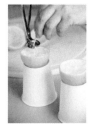

8

9

7

想要營造愉悅又浪漫的香氣

快樂花開蠟燭

因為蠟燭加熱器是使用燈泡的溫度熔化蠟燭，所以不需要燭芯。當然，使用有燭芯的容器蠟燭也是可以的。使用時，中心可能會因為熔化而形成凹洞，此時只要在加熱器下放1～2個小時，表面便會再次恢復原狀。

香氣怡人的柑橘類精油，或是茶樹、廣藿香、絲柏或松針精油等，此類有益身心且揮發點偏低的精油，只要使用蠟燭加熱器，便能夠安心地滴進蠟燭中，不用擔心其他問題。而讓人感到幸福、帶來笑容的甜橙與清爽的佛手柑，以及具有鎮靜作用的洋甘菊、浪漫的依蘭，絕對可以搭配出最讓人愉 的香氣。

甜橙

材料（1個）
大豆蠟（容器蠟燭用）300g、
有蓋子的玻璃瓶（直徑8cm）、
精油（甜橙25ml、佛手柑10ml、
洋甘菊10ml、依蘭5ml）
50ml、粉紅色固體色素少許

佛手柑

洋甘菊

使用工具
加熱盤、電子秤、量匙、
有手把的小金屬鍋、
溫度計、木棒

依蘭

○ 使用蠟燭加熱器會使蠟均勻地熔化，強化香氣，使用後記得讓室內通風。

○ 過程中如果香氣減弱，請將上層熔化的蠟油倒入紙杯中，然後繼續用加熱器熔化下層的蠟，
香氣將會逐漸變濃。倒出來的蠟油可以運用在下次製作的蠟燭上。

○ 如果想要每次享受不同的香氣的話，可以製作無香蠟燭，用加熱器將蠟熔化之後，
滴入5～10滴喜歡的精油即可

○ 沒有使用時，記得蓋上蓋子保存。

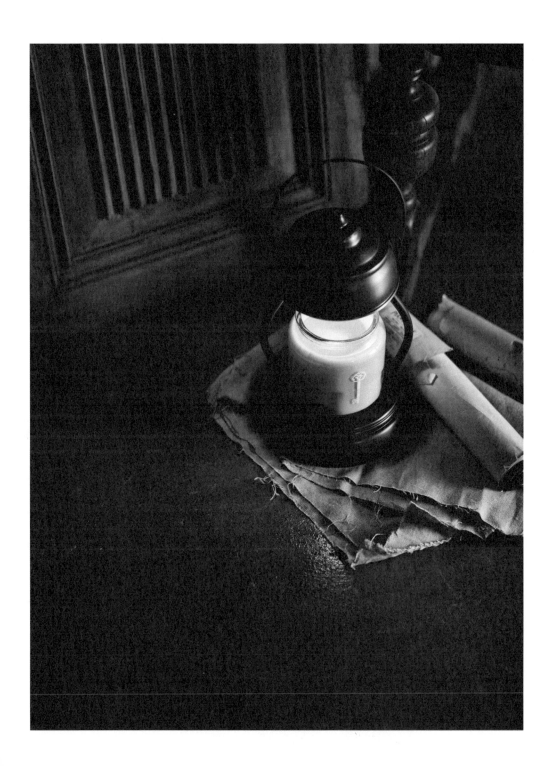

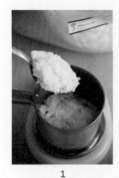

1

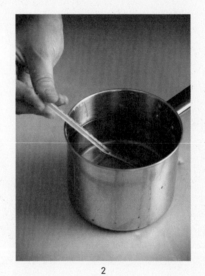

2

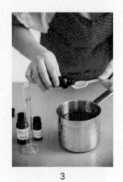

3

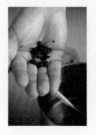 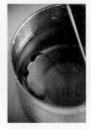 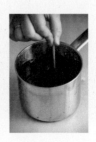

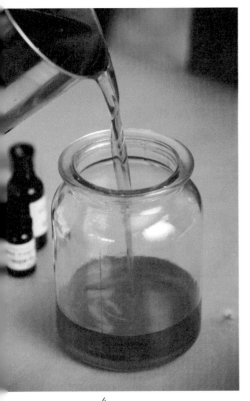

4

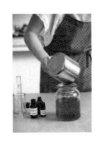

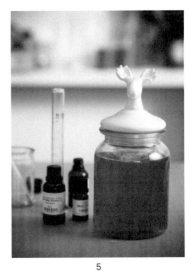

5

1 將蠟放入有手把的小金屬鍋中，置於加熱盤上，熔化。

2 等待1降到攝氏70～75度時，將粉紅色固體色素一點一點加入，調出想要的顏色。

3 待2的溫度降到攝氏55～60度左右時，加人所有的精油，攪勻。

4 將3倒入玻璃瓶中。

5 馬上蓋上蓋子，放置一天，讓4凝固。

宛如小蜜蜂的家，可愛又簡單

蜂巢紙蠟燭

我人生中的第一個天然蠟燭就是蜂巢紙蠟燭，六角形的花紋遍布於表面，上面還有一隻小蜜蜂，非常可愛。點燃蜂巢蠟燭的那天，燭光溫柔地映照在朋友們的臉龐，微光下的陰影，以及我們的竊竊私語，是這輩子我永遠難以忘懷的時光。

做法容易，過程中不需要加熱，只需要將燭芯一層一層地捲進蜂蠟紙就可以了。除了蜂蠟紙本身甜甜的蜜香之外，也可以另外加入甜橙精油以增添風味。

甜橙

材料（2個）
蜂蠟紙（41 x 19cm）1張、
無煙燭芯1個（或是裹上蜂蠟的
棉燭芯）、甜橙精油5滴、
蜜蜂塑膠模型1～3隻

○捲蜂蠟紙時，記得隨時注意底部的平整。
○蜂蠟紙捲得越密實，燃燒時產生的煙氣就越少、越穩定、時間也越長。
○可以將一整張紙都捲完，也可以按照想要的大小切裁調整。
○一張41 x 19cm的蜂蠟紙捲完後，約為直徑3.5cm的柱狀蠟燭，大約可以燃燒15個小時。
○燃燒時會產生燭淚，記得在底部加墊子。

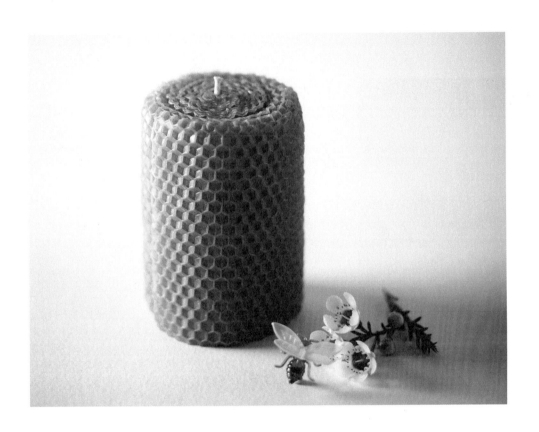

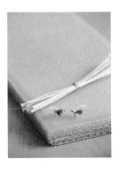

77 | CANDLE

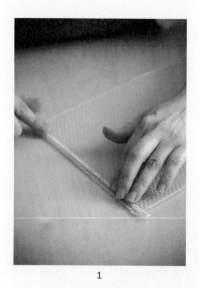

1

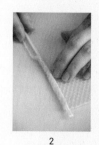

2

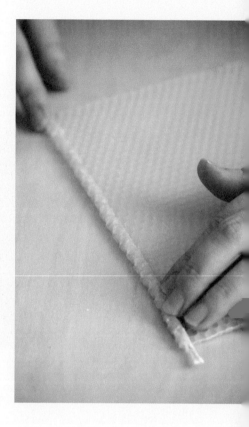

1　將燭芯捲入蜂蠟紙，露出約5mm左右的燭芯。

2　用手指將蜂蠟紙牢牢地按壓在燭芯上黏合。

3　以燭心為中心點，像捲壽司一樣，將2密實地捲起。

4　捲紙過程中，請均勻地在六角形的洞裡滴上甜橙精油。

5　捲到底時，同2的手法，牢牢地按壓黏合。

6　放上裝飾用的小蜜蜂。

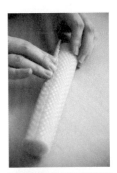

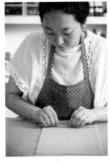

3

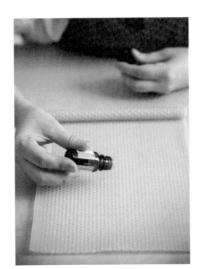

4

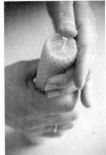

5

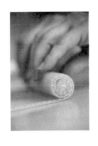 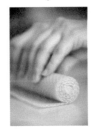

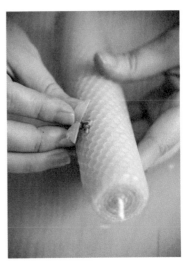

6

給空氣一抹微微的蜜香與花香

蜜香蠟燭

蜜香蠟燭是我平日的愛用蠟燭之一。因為蜂蠟本身就帶有微微的蜂蜜香與花香，不需要另外加入精油。其中的蜂膠成分對健康有益，特別是燃燒時產生的煙氣，能夠去除空氣中來自食物、寵物等異味，是很有效用的蠟燭。只要加入少許蓮花油，便能增添一抹高雅的氣息。蠟本身有收縮現象，不會黏在容器上。

蓮花油

材料（5個）
蜂蠟（非精製）80g、
小玻璃容器（直徑5cm）、
蓮花油24g、
棉燭心5個、燭芯固定夾5個

使用工具
加熱盤、電子秤、量匙、
有手把的小金屬鍋、
溫度計、木棒、燭芯固定片

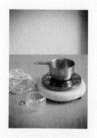

○ 第一次點燃時，請讓表面的蠟均勻熔化，並且延長燃燒時間。
○ 因為蠟燭容易沾染灰塵，建議使用有蓋容器。
○ 製作蜂蠟蠟燭時，燭芯要比一般蠟燭厚上兩倍，木燭芯則不適合燃點較高的蜂蠟。
○ 蓮花油僅為一般植物油。用葵花籽油取代也無妨。

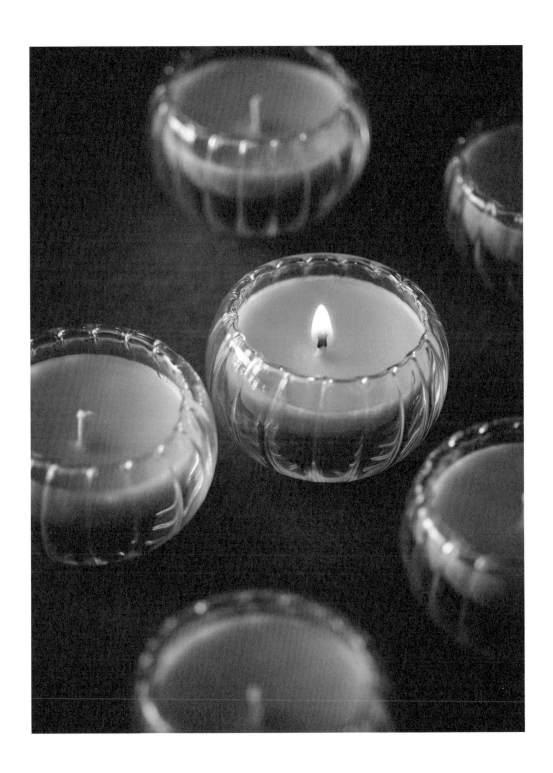

1　將蠟放入有手把的小金屬鍋中，置於加熱盤上，熔化。

2　將燭芯裹上1。

3　將2固定於燭芯夾上。

4　等待1降到攝氏75～80度左右時，再滴入蓮花油，用木棒攪勻。
　　放入蓮花油後，溫度會瞬間下降，所以不需要攪拌太久。

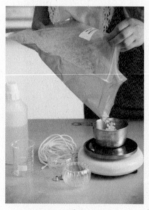

1

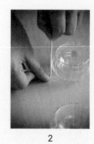 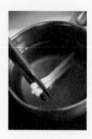 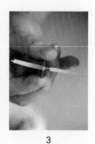

2　　　　　　　　　　3

5　將4倒入容器中。

6　當5開始凝固後，將燭芯扎入蠟燭的正中央。

7　等待1～2小時，讓蠟燭完全凝固，修剪燭芯只留下5mm的高度。

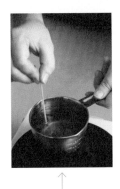

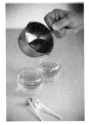
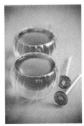

5

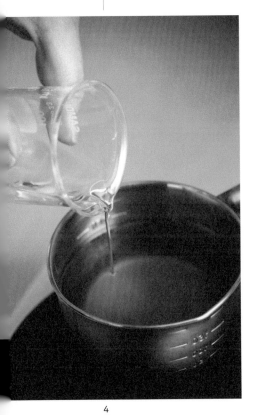

4

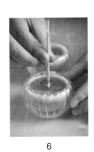

6

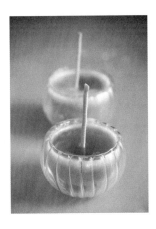

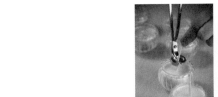
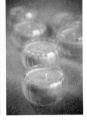

7

沉穩的廣藿香給你安定的力量

棍子麵包蠟燭

可以依照個人喜好，做出適當長度的蠟燭。如果擔心一次熔化太多蠟，又沒有想要的模型可以使用時，只需要運用烘焙紙就能完成了。但是因為形狀的關係，這款蠟燭比較容易變彎或折斷，盡量使用韌度高的蜂蠟。把完成的蠟燭像棍子麵包一般，用烘焙紙捲起來，當作萬聖節的派對禮物吧。

材料（1個）
蜂蠟（精製）100g、棉燭心 1 個、
廣藿香精油 1ml、
固體色素（根據個人喜好）少許、
烘焙紙、透明膠帶、支架 2 個

使用工具
加熱盤、電子秤、量匙、
有手把的小金屬鍋、溫度計

○為了加長紙模型的長度會連接兩張紙，此時，一定要使用透明膠帶將連接處封死。
○使用烘焙紙當作一次用模型時，要在內部噴上一層防黏劑，蠟燭會比較好取出。

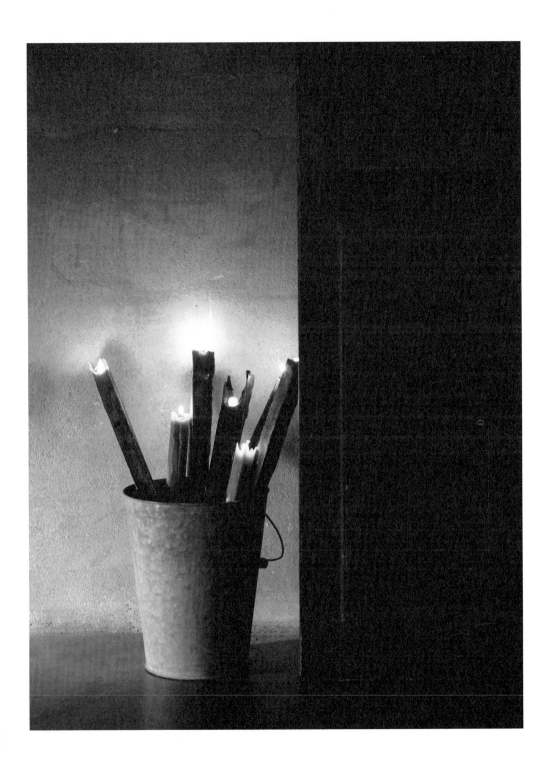

1　依照個人喜好剪裁烘焙紙。

2　按圖製作一次性模型。

3　為了不在倒入蠟油時，模型往兩側散開，記得在紙模型的兩側放支撐物。

4　將蠟放入有手把的小金屬鍋中，置於加熱盤上，熔化。

5　將燭芯裹上4。

6　將5折成凵字形。

7　等待4降到攝氏70～75度左右時，把固體色素一點一點地加入，調出想要的顏色。

8　當4的溫度降到攝氏65～70度時，加入精油，用木棒攪勻。

9　將8倒入紙模約1/2的高度，如果小金屬鍋比模型大太多的話，可以分裝至紙杯，再倒入。

a. 喜好的蠟燭厚度
b. 喜好的蠟燭長度

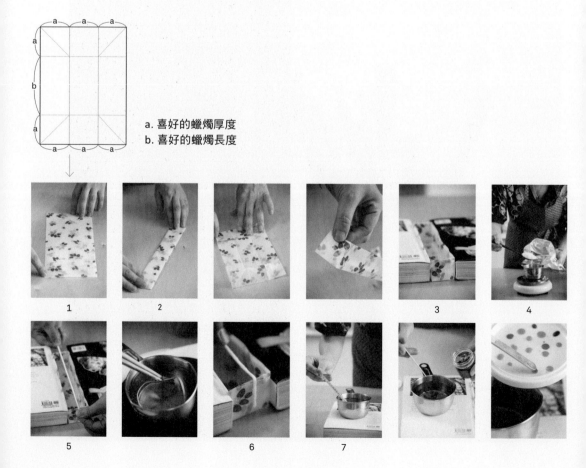

10 等待10～15分鐘，使蠟燭表面凝固後，將燭芯放在模型正中間，
　　稍微壓一下。

11 當8的溫度達到攝氏65～70度時，再倒入模型填滿。

12 等待2～3小時，直到蠟燭完全凝固後，將烘焙紙移除。

13 將頂端的燭芯修剪至留下5mm的長度，底端則修整乾淨。

○如果完成的棍子麵包蠟燭底端不甚平整，可以用刀子切平，或是斜
　斜地插在稍有重量的罐子或桶子中使用。

○在燭淚可能流下來位置，事先鋪上烘焙紙或紙張，清理時較方便。

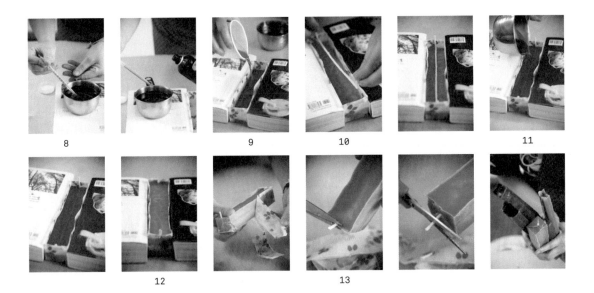

8　　　　　　　　　　　　　9　　　　　　10　　　　　　　　　　11

　　　　　　　12　　　　　　　　　　　13

試試看最傳統的製燭方法吧！

古典蠟燭

這是使用浸漬法並利用蜂蠟黏性製作的蠟燭，將熔化的蠟油反覆浸漬包裹住燭芯，蠟燭的形狀也會慢慢成形，看著蠟燭一層一層疊上去的過程相當神奇且有趣。雖然需要熔化非常多的蠟，卻是最傳統的方法，一定要挑戰一次看看！完成後，將蠟燭捧在雙手掌心中，親自感受從蠟燭傳來的溫暖觸感。

材料（2個）
蜂蠟（未精製）約 1.5kg、
棉燭心 50cm 1 個、
（20cm 蠟燭兩個的份量）

使用工具
加熱盤、電子秤、量匙、
有手把的金屬鍋（約 2000cc 容量）1 個、
溫度計、深度 30cm 容器 1 個、
木棒、美工刀

○浸漬法主要使用黏性高、凝固速度快的蜂蠟。
○在浸漬過程中，蠟燭底部沒有燭芯的部分會沾黏到蠟，用美工刀修整即可。
○燭芯長度越長，盛蠟的容器就要越深。
○如果想做出25cm以上長度的蠟燭，比起浸漬技術，使用錐形模型製作會比較適合。
○將燭芯反覆沾3～4次的蠟，剪成較短的長度，就是可愛的生日蠟燭了。

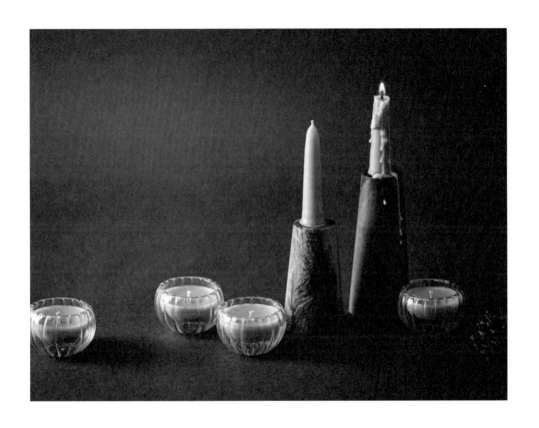

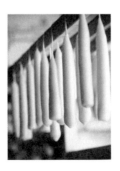

1　將蠟放入有手把的金屬鍋中，置於加熱盤上，熔化。

2　將燭芯裹上1。

3　將2對折之後，以燭芯中段纏繞木棒，約1～2圈，與木棒呈垂直狀。

4　在另一個鍋子裡，倒入與1等量的冷水，與1的鍋子並排放置。蠟溫必須維持在攝氏65～70度。

5　兩手抓著木棒，將3垂直浸入1裡面約20cm，再慢慢拿出。

6　再將燭5垂直浸水，慢慢拿出來。

7　為了讓燭芯上的蠟形一致，用手順一下。

8　重複5～6，直到製作出想要的蠟燭直徑為止。

9　在製作完畢並且凝固之前，請用美工刀切平修整底部。將燭芯從木棒上解開，等待凝固，修剪燭芯只留下5mm的長度。

○一次做一雙古典蠟燭時，請勿將相連的燭芯剪斷，直接包裝後，當作禮物會更加有意義。插上燭台前，先將底部修平。

○將剩餘的蠟油分裝於紙杯，等待凝固，以便下次利用。

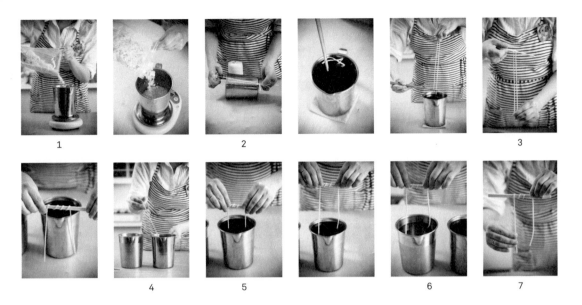

1

2

3

4   5   6   7

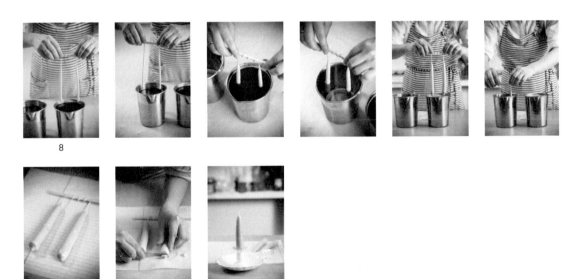

8

9

優雅的乾燥花草，不只讓蠟燭美觀，還能增添價值

漫步在花園蠟燭

不知從何時開始，我們誕生的年度與月份都有配對的動物、寶石、花與星座，是連結自己、宇宙與自然的各種象徵。如果出現了心儀對象，不妨記住他的誕生花與花語吧！乾燥後的誕生花可以用來裝飾蠟燭，這是最滿載心意與誠意的禮物。在陽光滿溢下而盛開的櫻花、杜鵑、紫羅蘭；無意間在草叢裡找到的四葉幸運草；秋天收集的楓葉、銀杏葉，都是非常珍貴的材料。

乾燥的花草蠟蠋沾染封蠟、並於包裝盒上做為裝飾。染過蠟油的乾燥花草不易掉落，顏色也不會走調。剛開始，蠟燭表面會呈現霧白色，經過一天的凝固之後，蠟會變透明，花草顏色也會鮮明起來。

材料（2個）
精製蜂蠟（蠟燭用＋沾染用）約 500g、
棉燭心 1 個、橡皮黏土、乾燥花草適量

使用工具
圓柱模型（或是任何你喜歡的模型）、
加熱盤、電子秤、量匙、
有手把的小金屬鍋（蠟燭可以完全浸入的深度）、
溫度計、鑷子、白膠、烘焙紙、燭芯固定片

○ 適當沾染1～2次即可，超過3次可能會完全蓋住乾燥花。
○ 燃燒時會產生燭淚，記得要在底部加墊子。

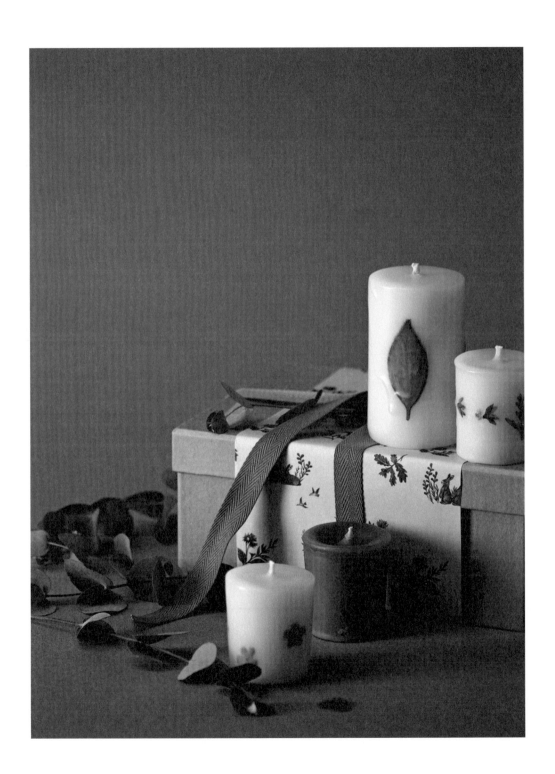

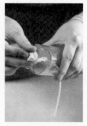

3

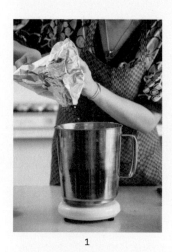

1

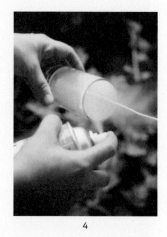

4

2

1 將蠟放入小金屬鍋中,置於加熱盤上,熔化。
2 燭芯剪好備用,長度要比模型的高度高10cm,裏上1。
3 將2穿過模型的洞中,用橡皮黏土堵住洞口。
4 在模型內緣噴上防黏劑。
5 等待1的溫度降到攝氏70～75度時,倒入4。用燭芯固定片放好燭芯位置。

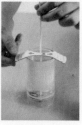

5

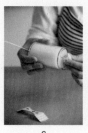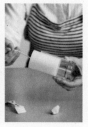

6

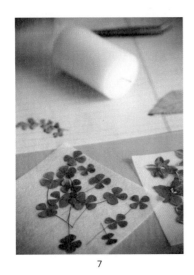

7

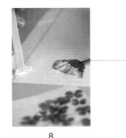

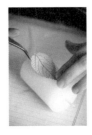 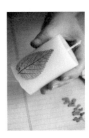

8

6　　等待5完全凝固後，移除橡皮黏土，拿出成品。

7　　開始構思如何裝飾乾燥花草。

8　　用白膠將乾燥花貼在預定位置，注意不要把花弄破，並且
　　　牢牢黏住（白膠乾燥後會變透明，不必顧慮用量。）

9　　白膠風乾後，將精製蜂蠟加溫到攝氏72～75度。

10　一手提著燭芯，垂直浸入蠟油，再拿出來。

11　沾染2次後，將蠟燭放置在烘焙紙上，等待凝固。

12　修剪燭芯，只留下5mm的高度。

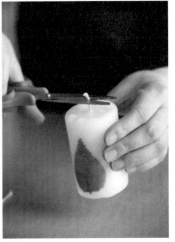

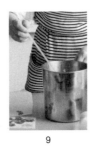 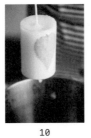

9　　　　　　　　10

12

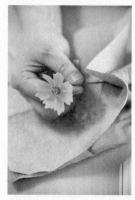

1

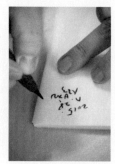

2

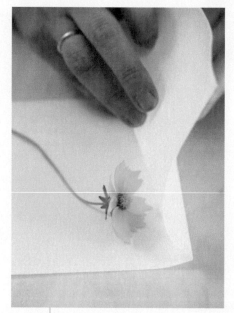

3

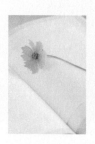
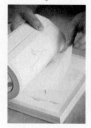

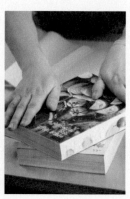

4

製 作 屬 於 你 的 乾 燥 花

1　仔細擦拭新鮮香草與花朵表面的灰塵與水氣。
2　於烘焙紙寫上日期備用。
3　為了去除香草或花朵的溼氣，包覆烘焙紙後，
　　夾在厚厚的書頁之中。香草莖水氣較多，可選
　　擇廚房紙巾包裹在烘焙紙外面，一起去除水
　　氣。請注意，務必使用完全乾燥的廚房紙巾。
4　壓上重物。
5　等待一個月，水氣完全蒸發乾燥後，將乾燥花
　　與烘焙紙一起拿出來，摺成適當大小，與除濕
　　劑一起放入箱子，平放保存。
　　製作小標籤，貼在箱子外面，保存更方便。

下次萬聖節就做一個來應景吧！

南瓜燈籠蠟燭

對於製作蠟燭有興趣的朋友，應該有看過用裝水氣球浸染製作蠟燭的過程。一開始嘗試時，總是很緊張，擔心氣球會不會突然破掉？如果不小心放掉手裡的氣球，怎麼辦？。其實，只要使用材質厚一點的氣球，就可以大幅降低這些問題的發生，精製蜂蠟熔化的量要足夠，用來浸染的容器，請選擇寬開口容器，讓氣球能輕鬆進出。等到熔化的蠟油調成南瓜色之後，就可以開始浸染了。但是，蠟油的熱氣很可能會使氣球破掉，因此，過程中記得隨時確認溫度。不要忘記在浸染的鍋子旁，放一張烘焙紙或羊皮紙。浸染過程需要熔化非常大量的蠟，所以一次可以做多一點蠟燭備用。好了，我們開始吧！

材料（1個基準）
精製蜂蠟約 1.5kg、
南瓜色（橘色＋紅磚色）固體色素、
氣球（直徑 15cm、派對用）1 個

使用工具
加熱盤、電子秤、量匙、
有手把的金屬鍋（約 3000cc 容量）1 個、
溫度計、裝水容器 1 個、
烘焙紙、美工刀

○浸染用的鍋子要選用開口寬大、深度夠的鍋子會較為適合，能讓氣球完全浸入且蠟油不會溢出來。
○完成浸染的步驟後，趁著蠟還有溫度時，用美工刀在表面刻出圖案，才不會有痕跡。

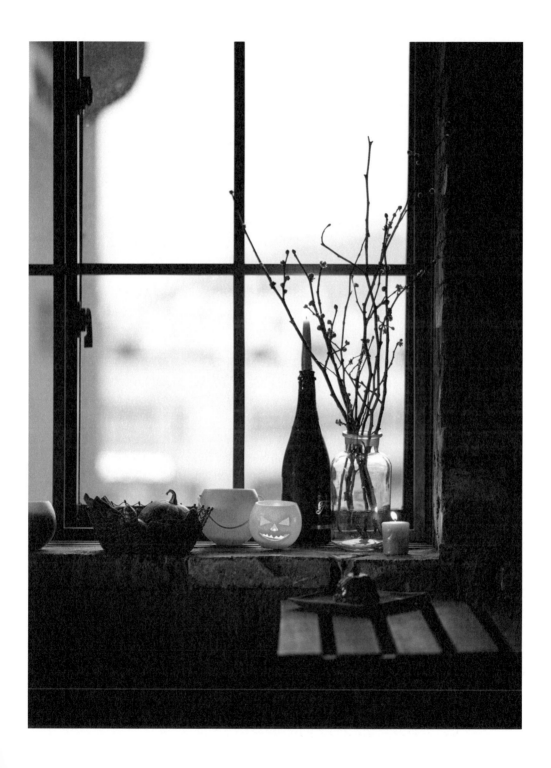

1　將蠟放入有手把的金屬鍋中，置於加熱盤上，熔化。

2　當1降到攝氏70～75度時，將色素一點一點地加入，調出南瓜色。

3　將水灌入氣球，大小約一個手掌可以掌握。

4　準備好烘焙紙備用。

5　第一次浸染：讓1維持在攝氏70～72度，抓著氣球尾端，慢慢浸入蠟中，約蓋滿汽球2/3的深度後，再慢慢拿出來。確定氣球底部沒有殘餘的蠟，再重複一次。大約重複10次前述動作，為了避免沾染不均，動作一定要慢。

6　將5放在烘焙紙上，利用氣球的重量抓好中心點，稍微壓一下底部，維持同樣的狀態，放置約5分鐘。

7　第二次浸染：讓2的溫度維持在攝氏70～72度，用相同方法浸染10次後，放置在烘焙紙上，等待5分鐘。

8　準備裝水容器，將氣球綁住的地方朝下剪開，倒水。

9　將蠟油裡的氣球全部清出。

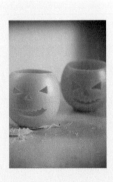

10　用筆在表面畫出萬聖節南瓜點睛、鼻子以及嘴巴。

11　用美工刀刻出形狀，並將不平整的頂端修平。

12　在燈籠裡面放入小燈泡，即可使用。

○使用鋁製的燈可能會熔化燈籠底部，請務必小心。

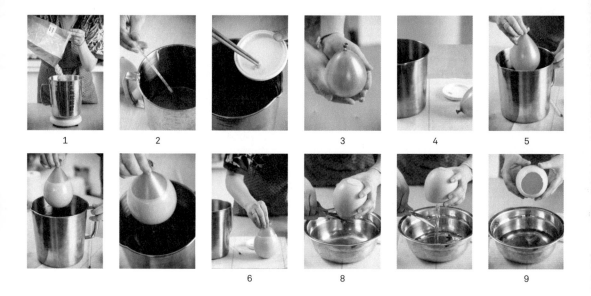

1 2 3 4 5

6 8 9

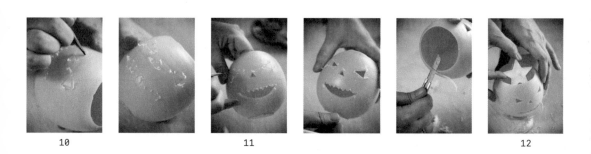

10 11 12

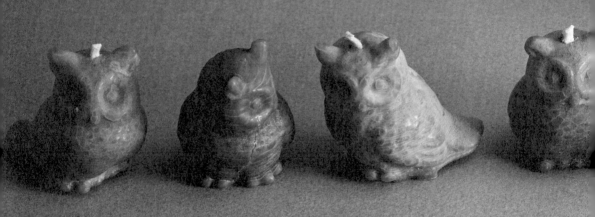

可愛的貓頭鷹造型很適合當作禮物

智慧貓頭鷹蠟燭

貓頭鷹在西方象徵智慧、東方象徵富有。但什麼是富有？什麼是智慧？思考起這兩個最根本的問題，反而會覺得貓頭鷹正是融合這兩種意義的存在，以達到平衡狀態，使人生更圓滿，且天竺葵能讓身心達到平穩。

這款蠟燭很適合做為賀禮，因為使用棕櫚蠟的關係，會依溫度而改變花紋。製作時，如果溫度夠高，花紋會像雪花；溫度低則會呈現出線條的紋路。

天竺葵

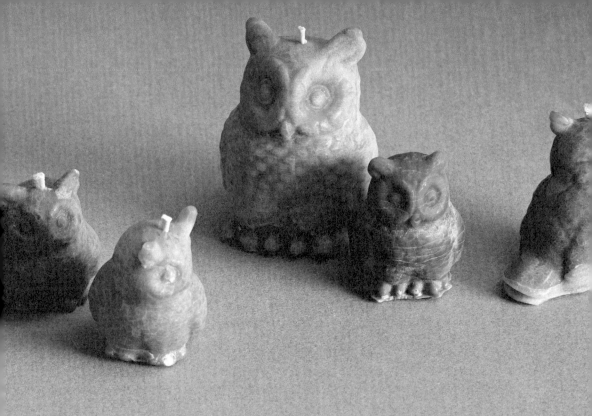

材料（1個）
雪花結晶的棕櫚蠟 100g、
棉燭心 1 個、天竺葵精油 3ml、
青玉色固體色素少許

使用工具
貓頭鷹矽膠模型 1 個
加熱盤、電子秤、量匙、
有手把的小金屬鍋、錐子
溫度計、木棒、燭芯固定片

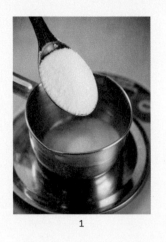

1

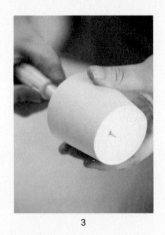

3

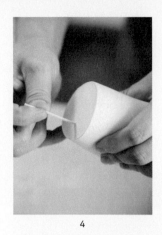

4

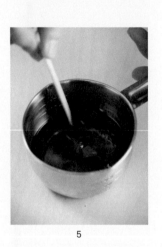

5

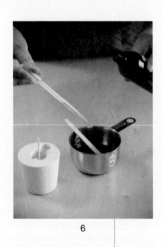

6

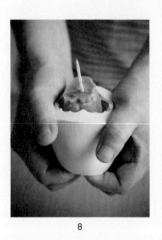

8

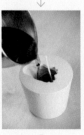

7

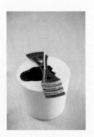

1　將蠟放入有手把的小金屬鍋中，置於加熱盤上，熔化。

2　將燭芯裹上1。

3　用錐子在模型底部鑿出可以穿過燭芯的洞。

4　將2穿過洞裡，燭芯要留約1cm左右的長度在模型底部後，往旁邊折彎。

5　等待1的溫度降到攝氏70～75度時，一點一點地放入固體色素，用木棒攪勻，調出想要的顏色。

6　等待5的溫度降到攝氏60～65度時，加入精油攪勻。因為蠟油很快就會凝固，所以要盡快完成。

7　將蠟油倒入模型中，並用燭芯固定片放好燭芯位置。

8　等待1～2小時，完全凝固之後，將模型底部折彎的燭芯弄直，拿出模型中的蠟燭。

9　將蠟燭底部的燭芯修整不突出，修剪燭芯只留下5mm的高度。

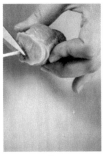

9

○燃燒時會產生燭淚，記得一定要在底部加墊子。

○剛製作完成的蠟燭表面雖然看起來很乾淨，但放置一天後會出現像開花一般鮮明的白色花紋。

○貓頭鷹模型可於販售蠟燭材料的店裡購入。

豐富的色彩，即使沒有點燃也很賞心悅目

色彩療法雪花蠟燭

利用色彩療法[2]製作帶有雪花紋的蠟燭。製作蠟燭時，常會使用到色彩療法或芳香療法，這兩款療法都是依據製作者想要的效果來選擇香味與顏色，而棕櫚蠟是所有基底蠟中，發色效果最鮮明、花紋最美的，毋需裝飾，也能做出典雅美麗的蠟燭。雖然因為高溫而無法使用精油，但是多變的色彩與迷人的花紋，也別有一番情調。

材料（1個）
棕櫚蠟（雪花結晶）300g、
棉燭心 1 個、固體色素（喜歡的顏色）少許

使用工具
鋁製模型（直徑 4.5cm）1 個、
加熱盤、電子秤、木棒、
有手把的小金屬鍋、橡皮黏土、
溫度計、燭芯固定片、防黏劑

○若是希望雪花紋路更鮮明，可以使用鋁製模型。
○將蠟油倒入模型時，最重要的就是溫度控制，一定要仔細維持步驟標示的溫度。
○製作時，溫度若太高的話，很有可能會燙傷，請小心。

---

2 起源自古印度健康理論，每一種顏色都有一定的波長，能夠產生一定的振動，每一種色彩都擁有特殊能量，與人體七種內在具有支配能力的能量互相吻合。

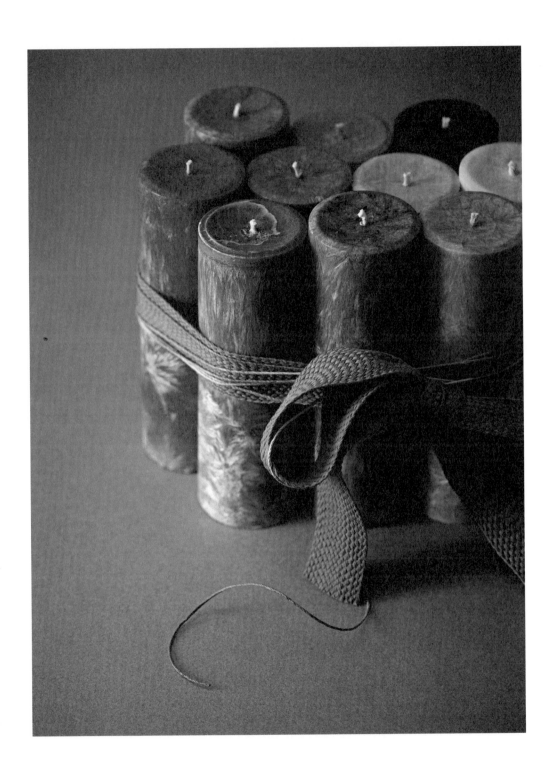

1 　將蠟放入有手把的小金屬鍋中，置於加熱盤上，熔化。

2 　將燭芯裏上1。

3 　將2穿過洞，再用橡皮黏土牢牢堵住洞口。

4 　在模型內噴上防黏劑（請勿遺漏此項步驟）。

5 　將模型放在蠟燭凝固時不會被移動的安全場所。

6 　當1的溫度降到攝氏95～100度時，一點一點地放入固體色素，用木
　　棒攪勻，調出想要的顏色。

7 　等待6的溫度降到攝氏95～98度時，將蠟油倒入模型。倒滿之後，用
　　燭芯固定片擺好燭芯位置。

8 　放置一天，讓蠟燭完全凝固，移除橡皮黏土，從模型中拿出蠟燭。

9 　將蠟燭底部修得平整，再修剪頂端燭芯，只留下5mm的高度。模型
　　底部將會成為蠟燭的表面。

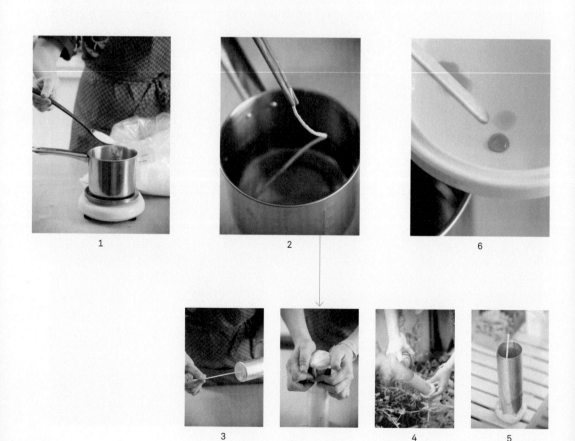

1　　　　　　　　　　　2　　　　　　　　　　　6

3　　　　　　　　　　　　　　　　　4　　　　5

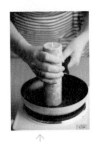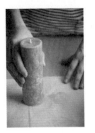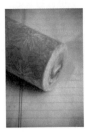

○完成後的蠟燭表面不平整，此時，將平底鍋稍稍加熱後，可以
　將蠟燭底部修平；或用細砂紙磨平。如果凹凸不平的情況非常
　嚴重，可用橡皮黏土製作出平整的底部。
○燃燒時會產生燭淚，記得要在底部加墊子。

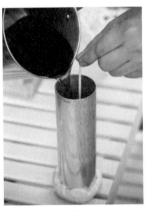

7

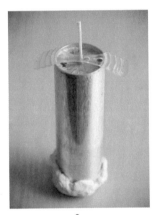

8

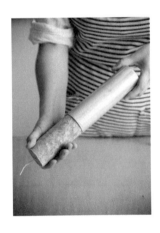

創造幸福的八種色彩療法 &
搭配的精油香氣

紅色

讓生命充滿熱情的紅色，能夠促進血液循環，活化身體。當你感到憂鬱、無力，甚至是陷入低潮時，紅色能夠應用在各種低溫的谷底，像是工作進度停滯不前，或對生活感到厭煩時，有助於消除負能量，讓所有的事情都順利進行。

適合的香氣 茉莉花、玫瑰、肉桂、薑、茴香、雪松等。

黃色

黃色象徵知性，是吸收智慧與感性的色彩。當人際關係有狀況，或覺得自己像個笨蛋時，黃色能帶來希望與正向思考，並且可以促進消化，是相當適合用在廚房的色彩。日照不足的冬季，搭配葡萄柚甜美的香氣，能夠預防憂鬱症、刺激好奇心。同時活絡腦部，對小朋友的學習皆有幫助。是一個非常適合當作開業、結婚禮物的顏色。

適合的香氣 檸檬、檸檬草、佛手柑、茶樹、香茅等。

橘色

橘色有助於更快適應新環境，對於感知有好的影響。身旁若有更換工作、搬家、分手等生活壓力大的朋友，可以用橘色來減緩壓力，加快融入新生活與新環境。同時適合搭配甜橙與橙花。

適合的香氣 絲柏、佛手柑、檀香、甜橙、橙花等。

綠色

綠色象徵和平與療癒，是可以舒緩緊張、靜心的色彩。此外，也能讓心臟更加健康、讓人聯想到大自然，而達成放鬆的效果。適合用來裝飾客廳這種代表休憩的空間。

適合的香氣 花梨木、薄荷、天竺葵、橙花、薰衣草、佛手柑、玫瑰草。

藍色

是個容易讓人聯想到正直與信任的色彩，對於要送給不熟或個性比較挑剔的人時，藍色是最合宜的顏色，帶有平靜與信賴感。搭配檸檬、薄荷的香氣一起使用，有助於調節體重。對生活感到厭煩時，藍色能夠放鬆身心。

適合的香氣 檸檬、薄荷、綠薄荷、德國洋甘菊、羅馬洋甘菊、馬鬱蘭、迷迭香、松樹、絲柏、橘子等。

青綠

具有舒緩神經痛、失眠、偏頭痛的效果，可以減緩痛症、安定血壓、平緩胸口的鬱悶感。點燃加入廣藿香精油的青綠色蠟燭，能瞬間安定身心環境。此外，在小套房或相對狹小的空間時，可以讓人感覺空間寬敞、空氣變得清新，適合需要運用創造力工作的人，能讓大腦的思緒變得更加柔軟，增加自由想像的空間。

適合的香氣 天竺葵、茶樹、迷香、雪松、檀香、廣藿香等。

紫色

代表冥想與自我反省的顏色，能夠淨化情感、安定心神；也是增強自信的顏色，肯定自己是珍貴而獨特的。坐在鏡子前面，點上帶有薰衣草香氣的紫色蠟燭後，與自己對視，不要比較，接受自己的樣子；必須要先愛自己，才能不受他人視線的干擾，你就會意識到自己也是一顆能夠散發光芒的寶石。

適合的香氣 薰衣草、橙花、乳香、玫瑰草、花梨木、天竺葵等。

粉色

將象徵愛情的粉紅色擺在身邊，可以減輕內心的煩惱與擔心。想要遠離紛爭、需要和解與原諒時，粉紅色有一定程度的幫助。身邊若是有青春期或更年期的朋友，不妨使用可以趕走憂鬱的快樂鼠尾草或天竺葵，製作成甜美的粉紅蠟燭送給他們。一掃憂鬱陰暗的心，讓心情變得更加明快亮麗，人生也會重新散發出爛漫的光彩。

適合的香氣 玫瑰草、快樂鼠尾草、依蘭、佛手柑、橙花、苦橙葉、茉莉花、玫瑰、天竺葵、橘子等。

精 油 擴 香 座
AROMA DEFFUSER

討厭太過濃郁的香氣；
討厭太過特別的香味。
以為這樣就是最好的，
卻沒想到我對於太過強烈或新穎的香氣，
會如此排拒。
就像在人生中曾經感受過一般，
或是期望至少體驗過一次的那種喜悅。
看不見卻感受得到，
當你發覺時，會讓心情愉悅那種的香氣。
洋溢著滿滿幸福，
特別的擴香座課程。

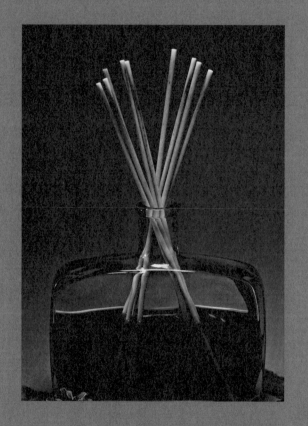

使用精油或天然材料製作的擴香座。

所有的材料
都可用來製作天然化妝品
這些材料都可以接觸肌膚
請放心

擴香座基底不一定要自己做，也可以使用市售材料。

精油1g＝1ml＝20滴
利用量匙或是一次性滴管測量

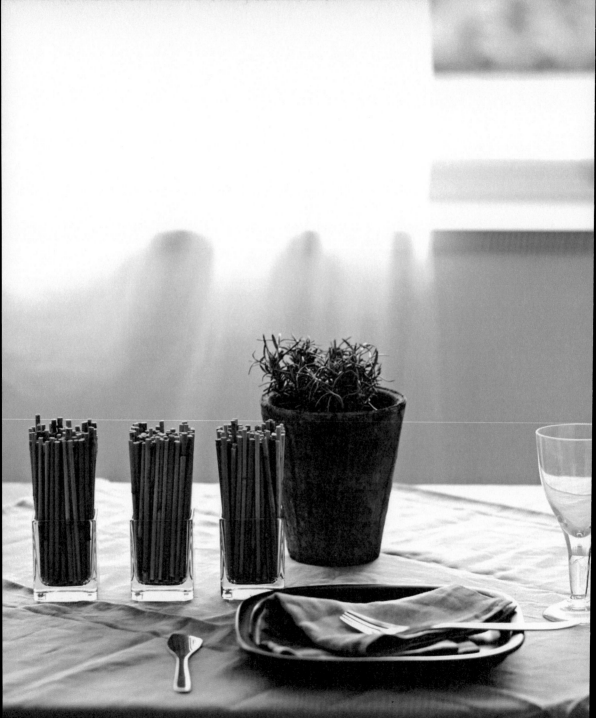

有如檸檬混合香茅的清新氣味

檸檬草擴香座擺飾

檸檬草內含有檸檬醛成分，有助於活化免疫系統、再生、排毒的副交感神經，促進消化、調整身體狀態。放在行動不便的患者，或是長輩的居所，也是非常好的選擇，不只可以淨化空氣，也能驅趕蚊蟲，非常適合運用在日常生活。

在廣口容器中，放入足量的蘆葦桿當作擴香座之餘，也是很好的居家擺飾。除了餐桌，也可以擺放在蚊蟲時常出沒的地方，保持環境整潔。

檸檬草

材料（100ml）

植物性乙醇50g、增溶劑20g、甘油20g、精油（檸檬草5ml＋甜橙5ml）10ml、廣口容器、等長天然蘆葦（可以裝滿容器的量）、尖頭空瓶（保管香氛溶劑用）

甜橙

如果只想使用一種精油，
建議選檸檬草精油

使用工具

電子秤、玻璃量杯、
量匙、橡皮刮刀

○ 可使用相同份量的純水，代替甘油、擴香竹代替蘆葦。

1　將精油加入完全乾燥的玻璃量杯。
2　在2裡面加入增溶劑，用橡皮刮刀攪勻。
3　將2與植物性乙醇攪勻。
4　將甘油加入3中攪勻。
5　將4倒入保管溶劑用的尖頭空瓶裡。
6　將準備好的蘆葦放到擴香座容器。
7　在6倒入適量的香氛溶劑。

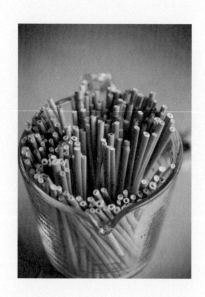

○用家中常見的威士忌杯放入滿滿的短蘆葦，就是香氣四溢的擴香座了。
○香氛溶劑請酌量，不時地補充進擴香座。

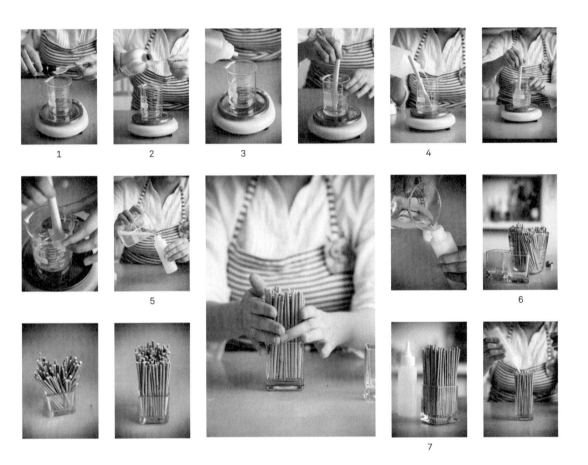

1   2   3   4

5   6

7

集中注意力的清新氣味

迷迭香擴香座

父母無時不刻都在擔心著孩子的學業，今天就忍住叨唸，製作一份充滿愛與關心的迷迭香擴香座，放在孩子的書桌前吧。迷迭香與薄荷中含有的酮，能夠刺激中樞神經、增加大腦活絡、集中注意力。此外，也有助於預防老年癡呆症。

迷迭香

薄荷

材料（100ml）
IPM（肉荳蔻酸異丙酯）40g、
DPG（二丙二醇）20g、
乙醇30g、精油（迷迭香5ml＋
薄荷5ml）10ml、綠色食用色素
（或甘油色素）少許、
新鮮迷迭香少許、
擴香竹5～10枝

使用工具
電子秤、玻璃量杯、量匙、
橡皮刮刀、牙籤

○ 如果只想使用一種精油，建議選擇迷迭香精油。

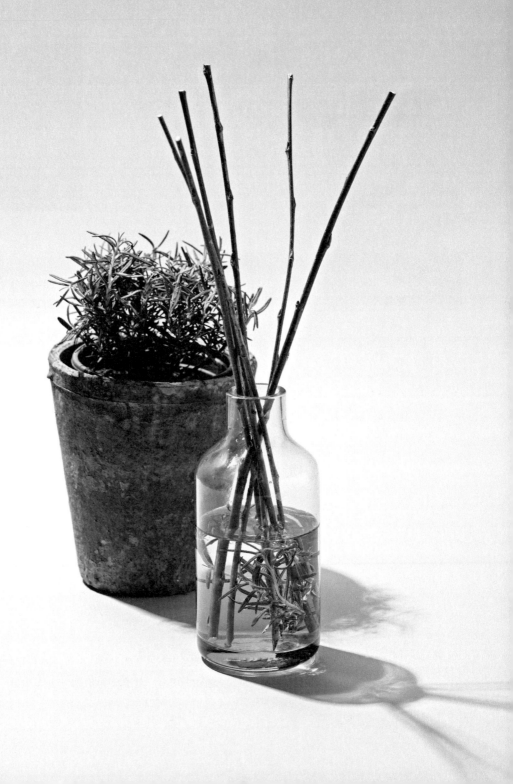

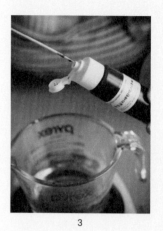

3

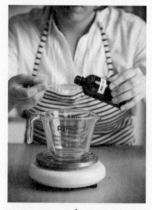

1

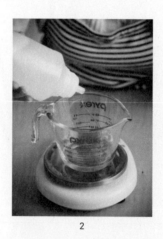

2

○ 放置於書桌或是床頭櫃的擴香座，若氣味過濃則易產生反效果。讀書感
到疲倦時，就打開窗戶，一起享受新鮮空氣與迷迭香所中和的氣味吧。

1 將精油加入完全乾燥的玻璃量杯中。

2 在1加入IPM與DPG後，攪勻。

3 利用牙籤尖端沾取一點綠色食用色素後，攪拌至
2，慢慢調出淡綠色。

4 將香氛溶劑倒入容器，加進少許新鮮香草後，將
擴香竹置入。

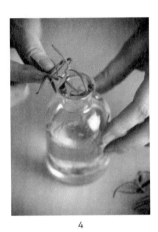

4

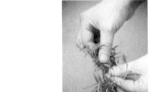

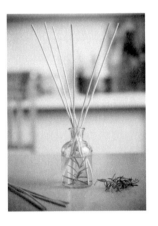

靜靜品味自然的幽微香氣

乾燥香草擴香座

乾燥香草本身就是非常優秀的擴香工具，當你的身心靈都需要休息時，對於氣味也會特別敏感。在乾燥香草上滴3～4滴精油，就能享受到淡雅香氣。找一個安靜的角落窩著，泡一杯花草茶，打開盛裝香草的容器，享受這輕盈美妙的香氣，全心全意感受放鬆時光。

精油可以使用薰衣草、檸檬、甜橙、佛手柑、依蘭、天竺葵、迷迭香、松樹等，只需要選擇喜歡的香氣。若是讓我選擇的話，我會推薦大家使用檸檬精油。

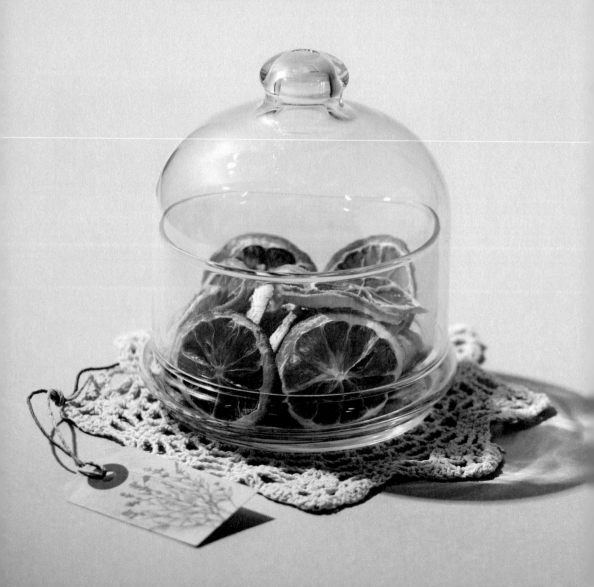

材料（5個）
乾燥檸檬片（或是乾燥香草）1把、
喜歡的精油3～4滴、有蓋子的玻璃容器

根據個人喜好選擇精油

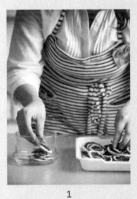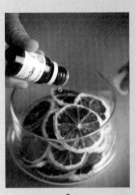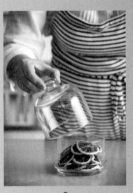

1   2   3

1   將乾燥的香草置於玻璃容器，稍微注意擺放美感。
2   於1滴入3～4滴精油。
3   暫時閉上雙眼，仔細嗅聞空氣中的香氣。使用完畢後，
     記得蓋上蓋子，預防香氣太快消失。

○除了乾燥檸檬片之外，也可以使用松果、珊瑚、乾燥香草、貝殼等做為擴香材料。

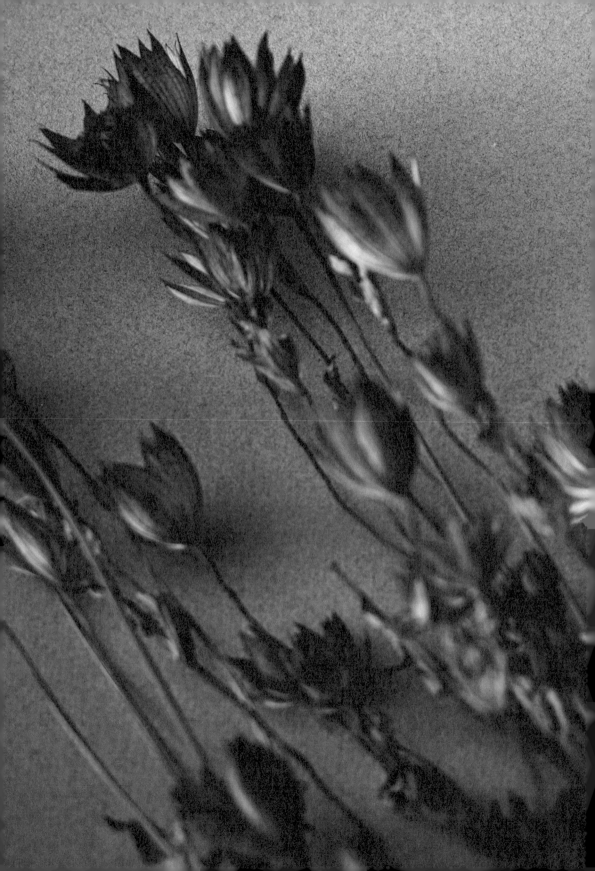

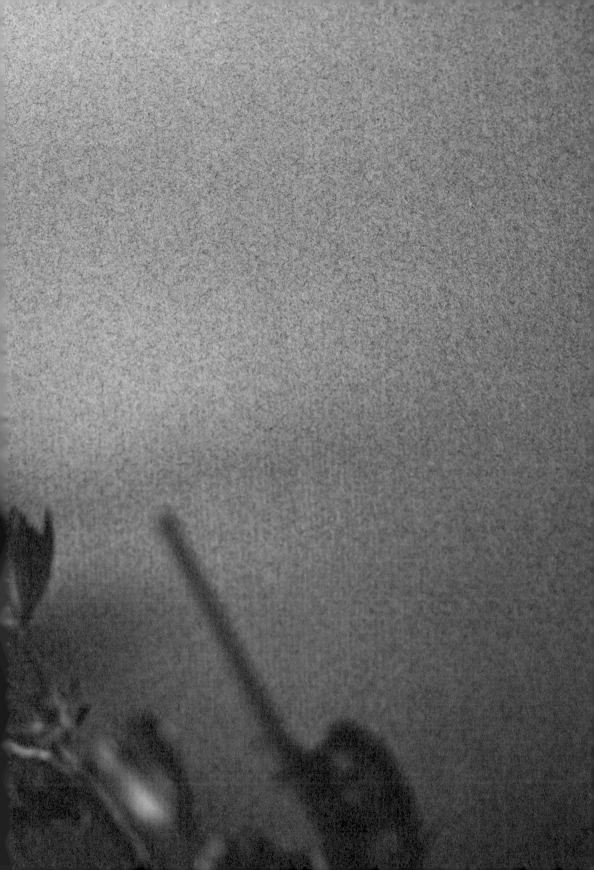

甜暖的氣息幫助你緩緩入眠

奧勒岡大豆餅乾

因為外形很像餅乾，而被稱為大豆餅乾或是大豆塔。甜馬鬱蘭的香氣有助於改善失眠，在疲憊卻無法入眠、或因生理痛、更年期症狀失眠所苦時，能夠幫助你好好入眠。

喝一杯溫熱的鮮奶，靜靜沉浸在香氛裡吧。在溫暖甜蜜的味道中，慢慢進入深沉的睡眠裡。晚安，今天辛苦了。

甜馬鬱蘭

材料（50g基準）

快樂鼠尾草

大豆蠟（柱狀蠟燭用）50g、
精油（甜馬鬱蘭3ml＋
快樂鼠尾草2ml＋甜橙1ml）6ml

甜橙

使用工具

冰塊模型（或是餅乾用
矽膠模型）、加熱盤、
電子秤、量匙、
有手把的小金屬鍋、
溫度計、木棒

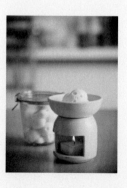

○ 如果只想使用一種精油的話，建議選擇甜馬鬱蘭精油。

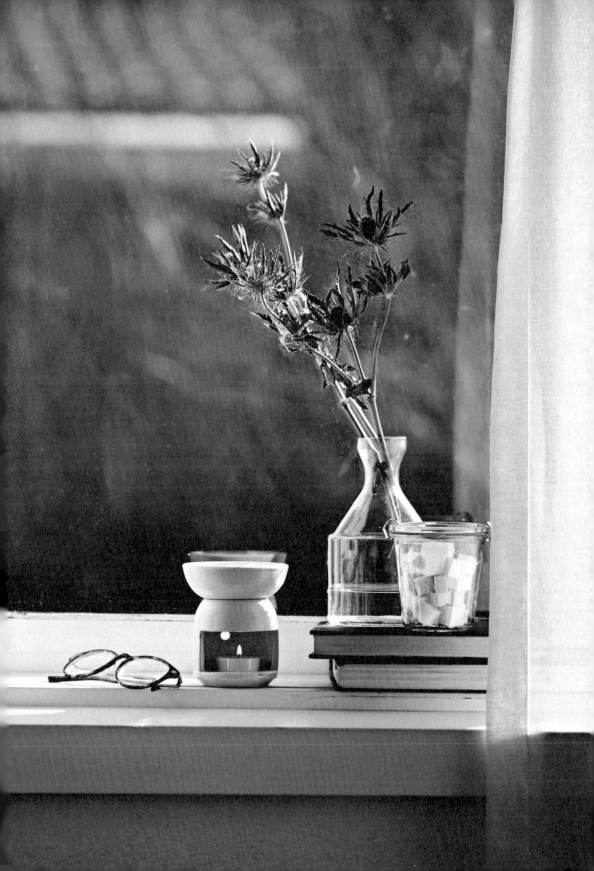

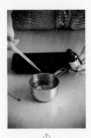
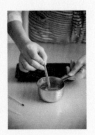

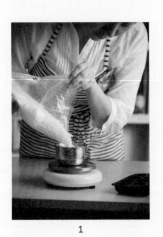
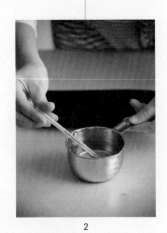
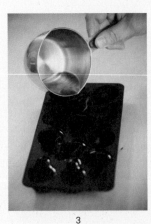

1   2   3

1 將蠟放入有手把的小金屬鍋中，置於加熱盤上，熔化。
2 等待1降到攝氏50～55度時，加入精油，用木棒攪勻。
3 將2倒入模型。
4 放置3～4小時，完全凝固後，再從模型取出。
5 放置於玻璃瓶存放。

○將一、兩塊大豆餅乾放在香氛燈座上，會因蠟燭燃燒的熱氣熔
　化。完全熔化後，就可以熄滅燭火，全心感受美好的香氣吧。
○若家中沒有燈座，可以用杯子裝點熱水，放入1～2塊大豆餅
　乾，也有類似效果。
○注意！假使每天晚上都使用，早上可能會爬不起來，建議失眠時
　才使用。旅行時隨身攜帶，即使置身陌生環境，也能一夜好眠。

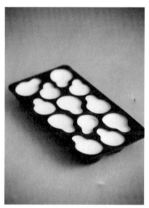

4

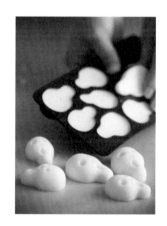

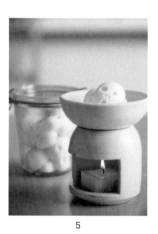

5

野玫瑰的香氛感，為生活增加優雅氛圍

玫瑰大豆香氛蠟

在大豆蠟中加入玫瑰草、玫瑰天竺葵，以及花梨木精油所製成的擴香座，容易讓人聯想到野玫瑰的氣味，有助於加強專注力、消除憂鬱症，讓生活更添悠閒。可以當作居家裝飾，做為禮物贈送也很不錯。

材料（1個）

大豆蠟（柱狀蠟燭用）100g、
精油（玫瑰草6ml＋玫瑰天竺葵
3ml＋花梨木1ml）10ml、
迷你乾燥玫瑰花1～2朵、
吸管1支、繩子

玫瑰草

玫瑰天竺葵

花梨木

使用工具

矽膠模型（或是牛奶盒）、
加熱盤、電子秤、量匙、
金屬量杯、溫度計、木棒

○ 可以將牛奶盒剪開，代替矽膠模型。
○ 吸管若是插在邊緣的位置，會比較難拿掉，使用時，蠟也可能會碎掉，記得安插在裡面一點的位置。
○ 務必將香草牢牢地嵌進蠟裡。

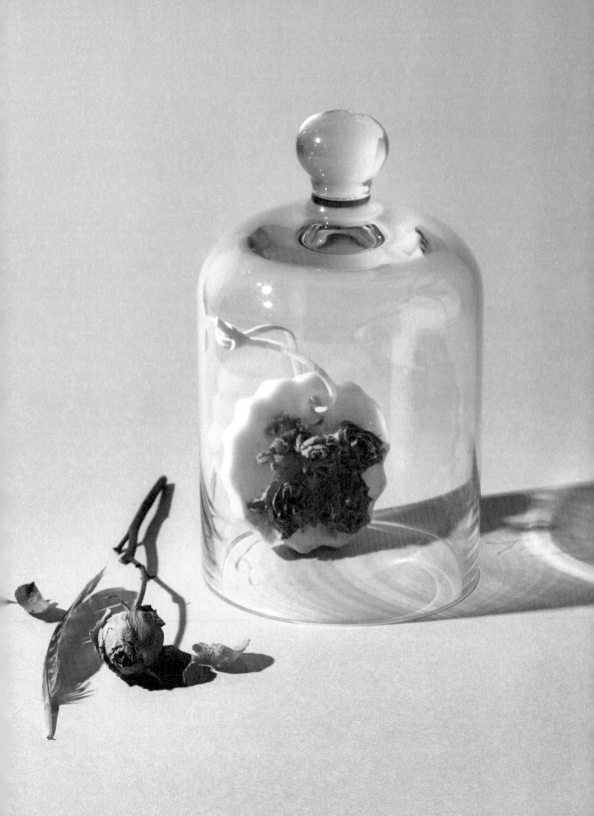

1 　將蠟放入有手把的金屬量杯中，置於加熱盤上，熔化。
2 　等待1降到攝氏50～55度時，加入精油，用木棒攪勻。

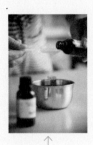
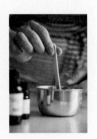

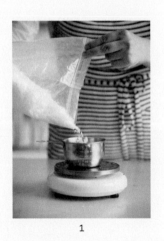
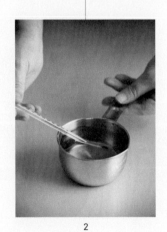
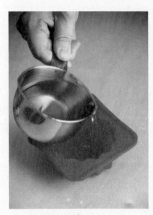

1　　　　　　　　　　　2　　　　　　　　　　　3

3 　將2倒入模型，等待蠟油變白凝固。
4 　將吸管剪成適當長度，備用。
5 　在3裝飾香草，在吊掛的位置處，用吸管製作洞口。放置3～4小
　　時，讓蠟油完全凝固。

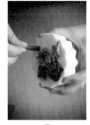 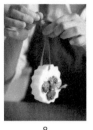 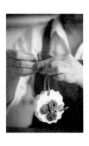

7 8

6   將成品從模型取出。

7   將吸管輕輕移除，修剪多餘部分。。

8   用繩子穿過洞口後，綁起來。

○ 可以將製作好的香氛蠟置於床邊，或用烘焙紙包好放
進衣櫃。

○ 夏季時，避免擺在窗邊或是車內，避免熔化。經過一
段時間，當香味變淡，可以將蠟重新熔化，再加入精
油，就能夠重新使用了。

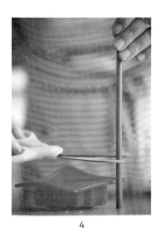 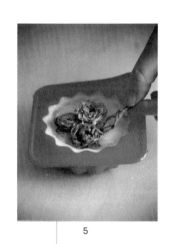 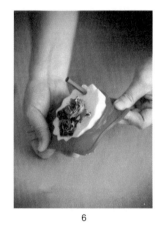

4 5 6

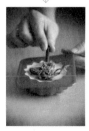 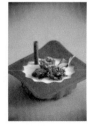

精油燈與七種融合療法

能夠有效運用芳香療法的方式就是使用精油燈[3]，只要選擇任何一款精油，或將療效相似的精油混和，以增強使用功效。而混和過的精油，請放置於陰涼處保管，且必須要在六個月內使用完畢。

使用工具
一次性滴管、精油用玻璃容器（5ml）

甜橙3ml（60滴）＋ 佛手柑2ml（40滴）
使人心情清爽愉快

柑橘2ml（40滴）＋ 薰衣草1ml（20滴）＋ 快樂鼠尾草2ml（40滴）
失去元氣時的必備香氣

薰衣草4ml（80滴）＋ 薑1ml（20滴）
舒緩頭痛症狀

快樂鼠尾草4ml（80滴）＋ 天竺葵1ml（20滴）
舒緩更年期的憂鬱與失眠

依蘭2ml（40滴）＋ 薰衣草3ml（60滴）
降低怒氣、使心情平靜

香茅3ml（60滴）＋ 檸檬2ml（40滴）
驅除蚊蟲

橙花3ml（60滴）＋ 玫瑰草1ml（20滴）＋ 乳香1ml（20滴）
增加自我認同感

3　除此之外，也可以運用擴香石、擴香儀。

1　將滴管洗淨後，擦乾。

2　用一次性滴管計算精油量，滴入專用玻璃容器內。

3　拴緊蓋子，輕輕搖晃後，再貼上標籤。

4　放置3～4天，等待熟成後，便可使用。

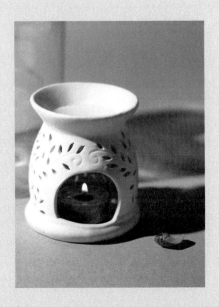

使用的時候

1　在精油燈中加水，點燃小蠟燭。

2　當水慢慢變熱，滴3～4滴精油到燈上，接著熄滅小蠟燭，好好享受香氣環繞的美好吧。

製作提示篇

SUPPLEMENTARY LESSON

只要照著本書步驟，
任何人都能輕鬆做出精油蠟燭。
只要牢記幾個簡單的步驟，並反覆應用，
就能夠製作擁有不同用途的蠟燭。
以下是為了初學者們所準備的蠟燭 DIY 補充教材。

購 買 材 料 時

可以到台北後火車站或利用各大化工行線上網站購買，都可以買到製作蠟燭需要的材料。
後火車站從天水路、太原路到鄭州路一帶不只可以買得到蠟燭的材料，同時也找得到手工
皂、化妝品、烘焙用品、各種包裝材料、瓶瓶罐罐等手作愛好者想要的產品，是個非常方
便的地方。
如果你決定要挑戰製作蠟燭，一定要親自走一趟挖寶。購買之前，建議先在網路上確認所
需材料與工具的資訊後，再到店面比較，一定會有幫助。

怎麼去

搭乘捷運至中山站、北門站，皆可抵達，詳細請查詢各店家位置

營業時間

9：00～18：00
詳細情況請查詢各店家的營業時間

網 站

第一化工	城乙化工	城一化工
shop.dechemical.com.tw	www.meru.com.tw	www.lu-chem.com.tw

網 路 商 城
購買手工蠟燭材料、精油

蠟材館	綠漾小鋪（中興化工原料行）	香草工房
class.ruten.com.tw/user/ index00.php?s=hmcandle	www.missjo.com.tw/ chunfeng	www.soapmaker.com.tw
德億化工	橄欖綠手創美學概念館	香草集
www.theyih.com.tw	www.spasoap.com.tw	www.justherb.com.tw
芳療家	茉莉絲卡	根本芳療
www.aromahealer.net	www.moriska.com.tw	www.foryoung.com.tw

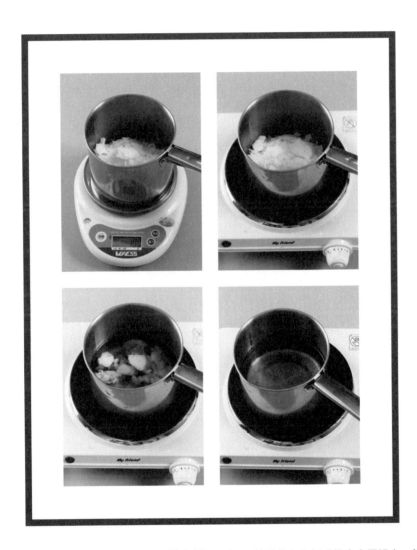

熔化蠟 將測量好的蠟放入有把手的小金屬鍋中，放置於加熱盤上，熔化。用低溫慢慢的熔化，蠟在加熱盤上時，絕對个可以離開，因為可能在瞬間過熱而冒煙，如果溫度太高，請降溫後再使用。

棉 燭 芯 使 用 法

棉燭芯要夠挺，才比較好製作蠟燭，將燭芯充分裹上蠟油，燃燒的時候比較適合。雖然市面上有販賣已經裹好蠟的燭芯，但是大部分的棉燭芯並沒有經過這道手續，使用前一定要確認。

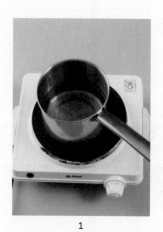

1

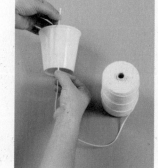

2

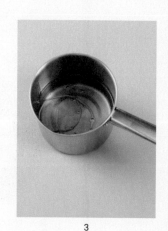

3

棉 燭 芯 裹 蠟

1　將蠟放入有手把的小金屬鍋中，置於加熱盤上，熔化。
2　將燭芯依照容器的長度剪斷。
3　將2整條泡進1。

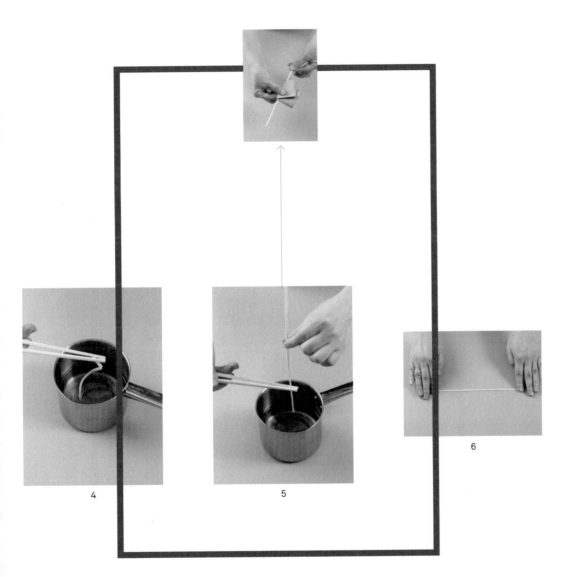

4 當燭芯週邊停止冒出小泡泡時，用竹筷將燭芯撈出。

5 用筷子將燭芯周圍的蠟清理乾淨後，再用廚房紙巾或衛生紙
將燭芯週邊的蠟擦乾淨。燭芯很燙，小心不要被燙傷了。

6 將燭芯平放在工作檯上凝固。

將裹好蠟的棉燭芯
放在容器內

1 準備裹好蠟的燭芯備用。
2 把1穿過燭芯固定在中心的洞裡。從上面拉出，固定片底部只留一點點在外面。
3 用彎嘴鑷子夾住固定片的桿子，然後把2牢牢地固定在固定片上。一定要夾住桿子，固定片才不會晃動。
4 在固定片底部貼上固定貼紙。
5 牢牢地固定在正中央。

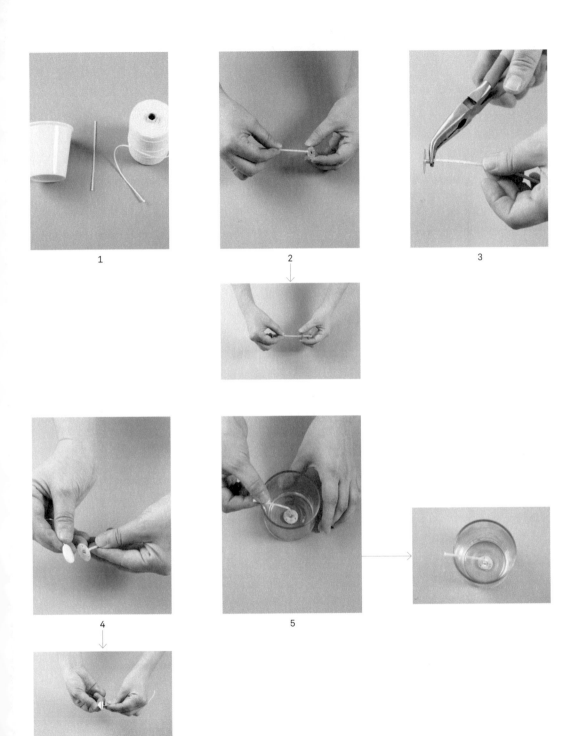

1

2

3

4

5

將裹好蠟的棉燭芯
放置在模型內

1　將裹好蠟的燭芯穿過模型的洞裡。
2　用橡皮黏土仔細地將洞口封住。

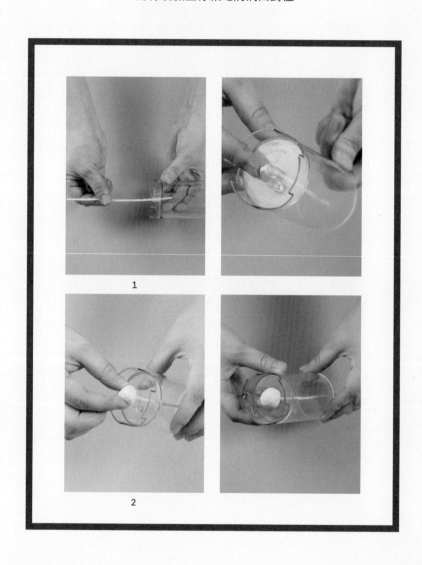

使 用 木 燭 芯 時

木燭芯不需要裹上蠟，直接夾入固定片中放置在容器內即可。
點燃木燭芯蠟燭時，先用打火機將燭芯周圍的蠟稍稍熔化，讓
蠟滲入木燭芯後再點燃燭芯。

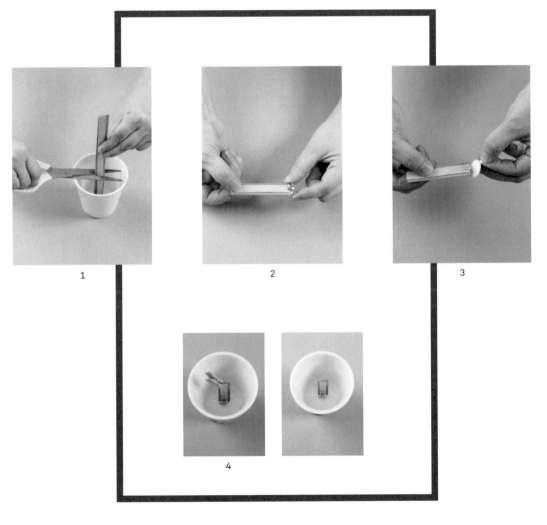

1　　將木燭芯立在容器中，修剪到比容器高度約低1cm。
2　　將1夾入木燭芯專用固定夾裡。
3　　在燭芯固定片底部貼上固定貼紙。
4　　將燭芯牢牢地貼在容器正中央。

使 用 蠟 燭 與 擴 香 座 時

1　建議在無風的室內或是使用擋風板，如果空氣不夠流通，容易產生煙氣，請注意擋風板底部是否有通風洞口。使用小蠟燭時，可以用玻璃杯當作蠟燭座。

2　在浴室中使用蠟燭最佳，夏天時可以調節濕度、冬天則可以讓室內變得更加溫暖。（注意！必須是乾濕分離式浴室）

3　某些容器蠟燭與小蠟燭點燃後，容器溫度會變得很高，可能不方便移動。使用時，請在底下加墊子，或是暫時把燭火滅掉，再行移動。

4　燃燒時，會消耗室內氧氣，即便是天然蠟燭，還是要記得每30分鐘就打開門窗，使空氣流通。

5　如果家中有異味、小孩或寵物，建議使用無香蠟燭，可以消除家中因為食物或是其他原因而產生的異味。

6　燃燒過後剩餘的蠟可以活用在許多地方，在紙與紙中間放一點熔化的蠟，用布均勻地抹開在整張紙上，就變成仿烘焙紙了。或者是在紗門、紗窗或家具破掉處，抹上大豆蠟，可填補空隙。

7　如果蠟或蠟燭沾到水、油，熔化時可能會噴出來造成燙傷，因此，請將沾水部分放在通風良好的地方風乾後，再使用。

8　蠟燭一定要放在視線可及的地方。

1　擴香座越下面，香氣越濃厚。

2　不要放在瓦斯爐或蠟燭附近，容易引起火災。

3　放入擴香籤前，請先決定放置場所。

4　如果持續放在香氣容易揮發的地方，建議減少擴香籤數量，
　　或是使用有蓋子的擴香座容器，以調節香氣濃度。

5　如果放在人來人往的場所，小心擴香座有可能會被撞倒。

6　香氣可能會因為日照直射或過強的燈光而變質、香氣快速消
　　散，如果想要放在這些地方，建議使用陶製容器。

7　在有小孩或寵物的空間，不建議使用擴香座。

8　擴香籤如果染到灰塵容易影響香氣擴散的能力。

9　如果使用時覺得香氣減弱，可以將舊的擴香籤換成新的。搖
　　晃容器，或加入與減少相同份量的乙醇。

10　精油接觸到皮膚可能會引發過敏，不要直接用手觸碰會比較
　　好。

11　即便覺得香氣直接消散很可惜，也要常常讓空氣流通，這對
　　香氣擴散也有幫助。

12　使用完的擴香座容器請擦乾淨並風乾，方便日後重複使用。

13　擴香籤請不要重複使用，香氣容易混雜而不夠純粹，也可能
　　會汙染香氛溶劑，影響香氣擴散的程度。

14　將使用過的擴香籤剪短，用衛生紙或布包起來，放置到鞋子
　　或抽屜中，可以消除異味，予人清爽感。

製 作 精 油 蠟 燭 時 使 用 的 精 油 功 效

雖然製作蠟燭時可以只使用一種精油，但是選擇功效相似的精
油，混和後再使用，更能夠提升效果。

A
GROUP (80%)

薰衣草 頭痛、舒緩憂鬱症、預防失
眠、放鬆

雪松 預防感冒、減輕疲勞、放鬆、彷
彿置身於森林裡

花梨木 放鬆、輕鬆浪漫的氛圍

檸檬草 恢復健康、安定血壓、去除異
味、驅趕蚊蟲

迷迭香 頭痛、減緩呼吸道疾病症狀、
增強記憶力、提神醒腦、消除頭痛

羅勒 減緩呼吸道疾病症狀、消除疲
勞、去除異味

天竺葵 安定心神、安定血壓、驅趕蚊
蟲、轉換心情

德國洋甘菊 具有鎮靜作用

快樂鼠尾草 舒緩更年期心理症狀、降
火氣、放鬆、預防失眠、產後調理

橙花 抗憂鬱效果、強化心臟機能

苦橙葉 具有鎮靜作用、減輕憂鬱症、
沉澱心情

玫瑰草 轉換心情、抗憂鬱

佛手柑 預防感冒、頭透、舒緩憂鬱症

綠薄荷 增加活力、促進消化、除臭、
集中注意力

八角 預防感冒、促進消化

山雞椒 預防感冒、增強免疫力、轉換
心情、驅趕蚊蟲

B
GROUP (20%)

薑 舒緩頭痛、預防感冒、促進消化

茴香 預防感冒、促進食慾、促進消化

沒藥 冥想、祈禱、瑜珈

廣藿香 鎮靜、驅逐蚊蟲、放鬆

丁香 預防感冒、消毒、增加活力

依蘭 降火氣、舒緩憂鬱症、浪漫氣氛

茉莉花 降火氣、舒緩憂鬱症、放鬆、
浪漫氣氛

檀香 減輕憂鬱症、鎮靜、預防失眠、
祈禱、冥想、瑜珈

肉桂 預防感冒、驅趕蚊蟲、增強活力

月桂葉 消除疲勞

黑胡椒 增加活力、促進消化

岩蘭草 放鬆、舒緩憂鬱症、消除疲
勞、對抗失眠

玫瑰 舒緩憂鬱症、女性疾病、促進循
環、增強免疫力

製 作 精 油 蠟 燭 時 ， 不 適 合 混 和 的 精 油 與 效 果

橘子、甜橙 轉換心情、預防感冒

檸檬 增強免疫力、預防感冒、抗病毒

葡萄柚 轉換心情、舒緩憂鬱症、排毒、減輕宿醉

羅馬洋甘菊 舒緩咳嗽、氣喘、頭痛症狀

香柏、松樹 空氣清淨、消除疲勞

香茅 驅趕蚊蟲、轉換心情

薄荷 轉換心情、促進消化、改善貧血

茶樹 預防感冒、增強免疫力、抗病毒、防止感冒再發

藍膠尤加利 減輕呼吸道疾病症狀、改善鼻炎、預防感冒、增強免疫力

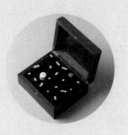

如 何 活 用 上 述 精 油

○ 使用擴香石、擴香儀，不直接燃燒。

○ 製作成大豆餅乾或大豆塔等芳香劑使用。

○ 在容器蠟燭充分熔化後，將火熄滅、滴在蠟油中使用。

○ 滴在乾燥香草擴香座或精油燈上使用。

給初學者的精油混合法建議

1　決定想要製作的蠟燭功效之後，在A GROUP與B GROUP中，各選擇一種精油。

2　每個品牌的大豆蠟可運用的香料範圍稍有差異，使用前請注意精油比例。

3　根據蠟的使用量，調節精油用量。

4　將選好的精油以8：2的比例放在量杯中。

5　輕輕混和之後，裝到精油專用的玻璃容器中、蓋上保鮮膜保存。

6　製作蠟燭時，在需要加入精油的步驟時添加。

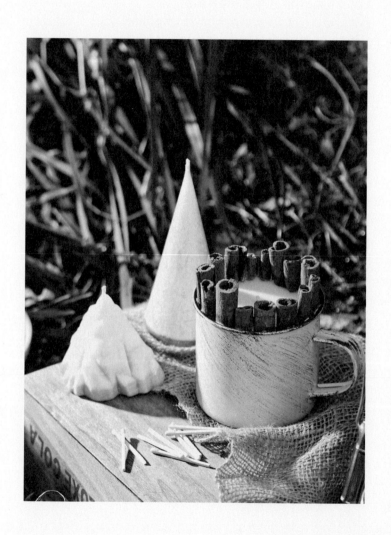

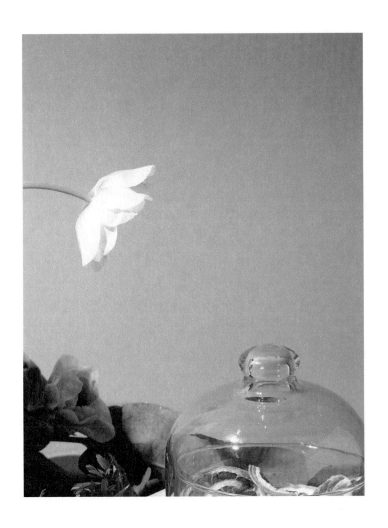

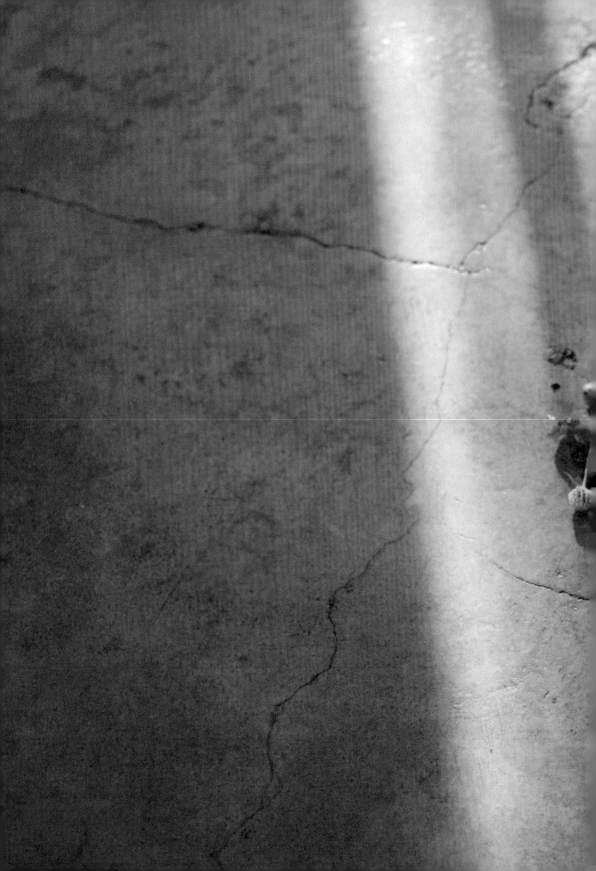

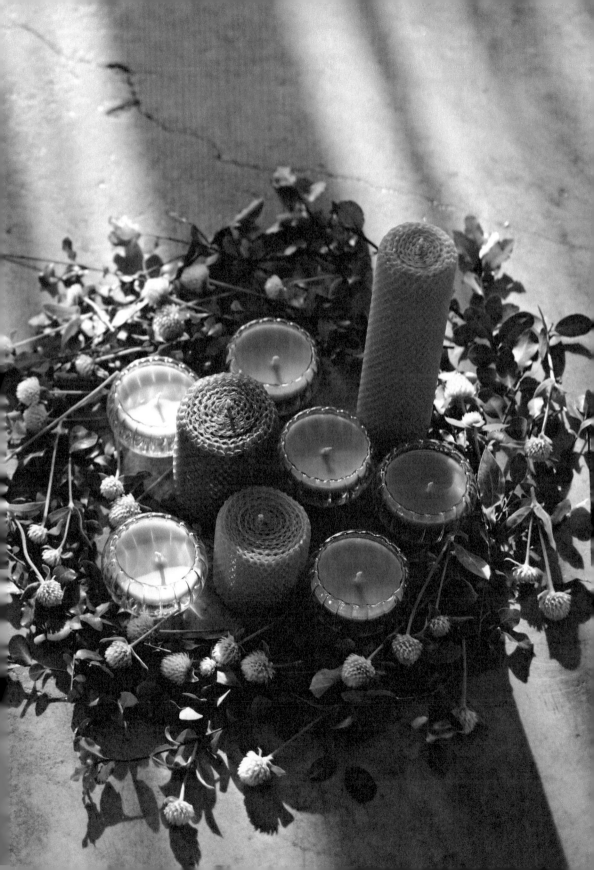

精油蠟燭與擴香座的手作時光

完全圖解，來自芳療師的精選配方

作　　者 ｜ 金秀玹 KIM SU HYUN
譯　　者 ｜ 鄒宜姮 Angela Tsou
發 行 人 ｜ 林隆奮 Frank Lin
社　　長 ｜ 蘇國林 Green Su

出版團隊

總 編 輯 ｜ 葉怡慧 Carol Yeh
版權編輯 ｜ 石詠妮 Sheryl Shih
企劃編輯 ｜ 陳淑怡 Shuyi Chen
封面裝幀 ｜ IF OFFICE
內頁排版 ｜ 黃靖芳 Jing Huang

行銷統籌

業務經理 ｜ 吳宗庭 Tim Wu
業務專員 ｜ 蘇倍生 Benson Su
業務秘書 ｜ 陳曉琪 Angel Chen
　　　　　 莊皓雯 Gia Chuang
行銷企劃 ｜ 朱韻淑 Vina Ju
　　　　　 康咏歆 Katia Kang

發行公司 ｜ 精誠資訊股份有限公司
　　　　　 105台北市松山區復興北路99號12樓
訂購專線 ｜ (02) 2719-8811
訂購傳真 ｜ (02) 2719-7980
悅知網址 ｜ http://www.delightpress.com.tw
客服信箱 ｜ cs@delightpress.com.tw
ISBN：978-986-93748-1-1

建議售價 ｜ 新台幣320元
初版一刷 ｜ 2016年11月

國家圖書館出版品預行編目資料

精油蠟燭與擴香座的手作時光：完全圖解，
來自芳療師的精選配方／金秀玹著；鄒宜姮
譯. -- 初版. -- 臺北市：精誠資訊, 2016.11
　　面；　公分
ISBN 978-986-93748-1-1（平裝）
1.芳香療法 2.香精油 3.心靈療法

418.995　　　　　　　　　　105018875

建議分類 ｜ 生活風格

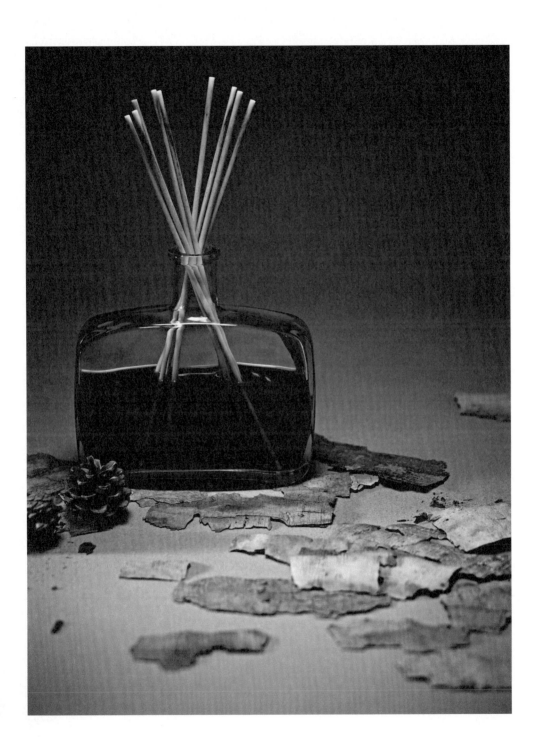

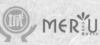

荷荷芭按摩精油蠟燭

簡單 DIY

城乙化工原料有限公司

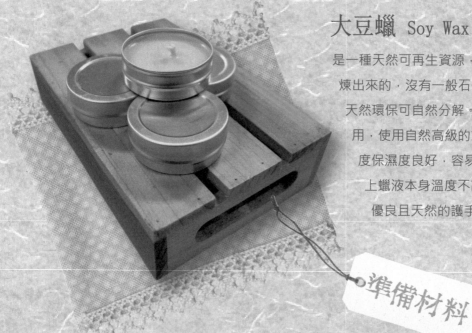

大豆蠟 Soy Wax

是一種天然可再生資源，自天然的大豆中提煉出來的，沒有一般石化蠟所含有的毒素，天然環保可自然分解。蠟液可當護手霜使用，使用自然高級的100%大豆蠟，滋潤度保濕度良好，容易讓皮膚吸收，再加上蠟液本身溫度不高(約38-43℃)，是優良且天然的護手霜。

準備材料

大豆蠟	天然精油	鋁製油膏罐	燭芯含座	荷荷芭油

 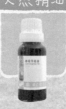 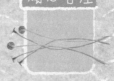

STEP1

玻璃燒杯

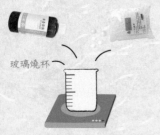

將比例2:1的大豆蠟8荷荷芭油隔水加熱至完全熔化。

STEP2

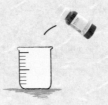

離火後，依個人喜好加入精油數滴。

STEP3

最後倒入鋁製油膏罐加上燭芯待冷卻即可完成。

現在就一來DI

詳細教學黑

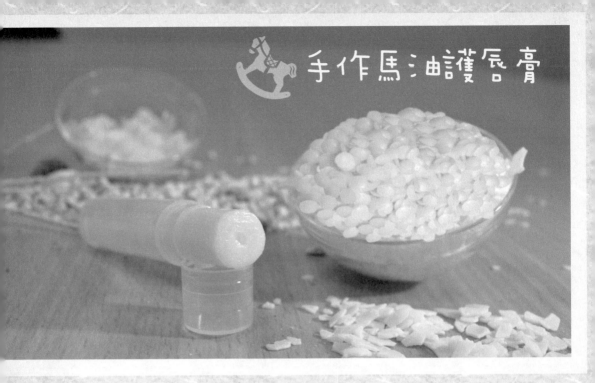

手作馬油護唇膏

STEP1

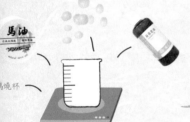

燒杯

將馬油6g、荷荷芭油6g、蜜蠟粒3g隔水加熱熔化後攪拌均勻。

STEP2

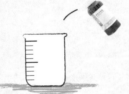

離火後，可加入自己喜愛的精油數滴。

STEP3

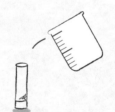

最後倒至唇膏管待冷卻即可完成。

快來感受一抹即溶化在嘴唇的甜蜜觸感💗

詳細教學點這邊

馬油　　蜜蠟粒　荷荷芭油　天然精油

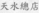
天水總店
地址：台北市大同區天水路39號
電話：(02)2559-6118
營業時間：
周一至周六 8:30-20:00
週日及例假日 10:00-18:00

太原旗艦店
地址：台北市大同區太原路15-1號
電話：(02)2550-8004
營業時間：
周一至周日 10:00~20:00

內湖成功店
地址：台北市內湖區成功路四段30巷49號
電話：(02)2791-0607
營業時間：
周一至周日 10:00~20:00